Les jeux contradictoires de la parole et du corps

Psycho - logiques
Collection fondée par Philippe Brenot
et dirigée par Alain Brun

Sans exclusives ni frontières, les logiques président au fonctionnement psychique comme à la vie relationnelle. Toutes les pratiques, toutes les écoles ont leur place dans Psycho - logiques.

Jacques MICHELET, *Handicap mental et technique du psychodrame*, 2008.
Alhoussein DIA, *La psychiatrie au pays des marabouts (Mauritanie)*, 2008.
Bernadette MATTAEUR, *Procréation, IVG et maltraitance*, 2007.
Jean-Curt KELLER, *La méthode thérapeutique de Palo Alto*, 2007.
Colette LHOMME-RIGAUD, *Exils et troubles de la pensée*, 2007.
Giselle HIERSE, *Le féminin et la langue étrangère*, 2007.
Michel DÉGRANGE, *Petit livre noir des psychothérapies américaines en France*, 2007.
Béatrice BOURDIN, Mylène HUBIN-GAYTE, Barbara LE DRIANT et Luc VANDROMME, *Les troubles du développement chez l'enfant. Prévention et prise en charge*, 2007
Françoise GOSSELIN et Philippe VIARD, *L'État et les psychothérapies*, 2006
Michel LANDRY, *Du déclin de la pensée critique au triomphe de la psychiatrie*, 2006.
René SOULAYROL, *La spiritualité de l'enfant*, 2006.
Joseph C. ZINKER, *Le thérapeute en tant qu'artiste*, 2006.
Jean-Claude REINHARDT et Alain BRUN (collectif dirigé par), *Vieillesse et création*, 2005.
Giovanni GOCCI, *Les groupes d'individuation*, 2005.
Josette MARQUER, *Lois générales et variabilité des mesures en psychologie cognitive*, 2005.
Pierre MARQUER, *L'organisation du lexique mental*, 2005.
Marcel FRYDMAN, *Violence, indifférence ou altruisme ?*; 2005.

François PEREA et Jean MORENON

Les jeux contradictoires de la parole et du corps

L'Harmattan

Fidèle à sa volonté de maintenir vivant l'ensemble du catalogue et de continuer à rendre accessible à tous la richesse de son contenu, Les marques du groupe L'Harmattan proposent les ouvrages, même s'ils sont épuisés dans leur premier tirage, et les impriment à la demande.
Au vu de l'ancienneté de ce titre, un exemplaire original a été numérisé pour être réimprimé, ce qui pourrait altérer légèrement la qualité de certains passages.

5-7, rue de l'Ecole polytechnique ; 75005 Paris

http://www.librairieharmattan.com
diffusion.harmattan@wanadoo.fr
harmattan1@wanadoo.fr

ISBN : 978-2-296-05428-8
EAN : 9782296054288

Introduction

Le phénomène est ordinaire et son observation s'égraine en chapelet d'expressions, citations ou dictons, que résume aisément le mot de Sénèque : « *Les douleurs légères s'expriment ; les grandes douleurs sont muettes* » (dans *Hippolyte*).

Le phénomène est ordinaire et, pourtant, il est curieusement absent de la littérature scientifique.

Cet ouvrage part d'un simple constat : sous le coup d'un bouleversement puissant, que son origine soit sensorielle ou émotive, qu'il se prolonge ou ne dure qu'un instant, les mots viennent à manquer et le discours sensé fait défaut. Plus exactement : l'énonciation est inhibée et le sujet qui veut dire quelque chose ne peut le faire, quand bien même la conscience des événements reste intacte.

A partir de ce constat, les auteurs - l'un linguiste l'autre psychiatre clinicien - fondent leur questionnement autour d'un certaine incompatibilité, évidemment propre à l'humain, entre l'acte linguistique et l'acte corporel. Celle-ci révèle à leurs yeux deux modes différents d'*être au monde* dominés l'un par une *réalité* sémiotique faite toute de représentations, l'autre par une connexion directe et immédiate à la matière sensible, au *réel*. Entre les deux, une zone d'inhibition de la langue garantit l'étanchéité.

Ils observent en premier lieu cette inhibition là où elle fait irruption dans l'expérience humaine : la scène sexuelle au cours de laquelle l'échange de paroles décroît avec la proximité des êtres, puis avec l'intensité du ressenti. Mais avant cela, ils auront pris soin de préciser comment le discours anticipant cet acte consiste déjà, en lui-même, en un décrochement de la référence verbale au commerce des corps. La parade amoureuse, cet art raffiné du détournement de sens, est pour le linguiste de l'ordre du trope.

Ils concluent qu'outre la pudeur ordinaire qui entoure les choses corporelles on observe bel et bien une incompatibilité entre la verbalisation et l'émoi organique intense et puissant.

Le phénomène ne concerne évidemment pas que la scène amoureuse / sexuelle qui n'en est qu'un révélateur en raison de son caractère prototypique. Les auteurs en recherchent alors les manifestations dans les situations les plus ordinaires de la vie courante et remarquent tout à la fois leur fréquence et la variabilité des manifestations vocales qui les accompagnent.

En effet, le silence n'est pas la seule réponse à cette impossibilité d'énoncer ; apparaissent aussi les râles, les cris, les hurlements et les unités de la langue « désémantisées ». Deux questionnements majeurs sont alors proposés, l'un autour de la voix comme phénomène à la limite du somatique et du verbal, l'autre autour des cris et des hallucinations dans les maladies mentales. Ces deux ouvertures posent plus largement la question de l'économie linguistique de la psyché.

Deux ensembles de manifestations, à la limite du vocal et du verbal, donneront lieu à des développements distincts. Avec les jurons et les injures, la réflexion sur les unités désémantisées est développée en lien avec la problématique de la pudeur. Les rires et les pleurs, de leur côté, nous invitent à découvrir un mode de communication spécifique, médié par le corps et dont le signe linguistique est, à plusieurs points de vue, exclu.

L'acquisition du langage par l'enfant est interrogée, laissant apparaître que les silences ou les manifestations vocales qui apparaissent à la place des signes intelligibles sont plus que des accidents ou des ersatz de la communication verbale. Les auteurs y reconnaissent des représentants d'un mode de communication premier et toujours sous-jacent chez l'humain. Le questionnement est ici tout autant linguistique que psychologique puisque ces deux modes de communication, l'un sensible l'autre sémiotique, déterminent deux modes d'être au monde, deux modes de penser qui ne sont pas compatibles mais en rupture l'un avec l'autre.

La question se pose ainsi de la coupure entre d'une part la pensée par représentations sémiotiques et d'autre part l'acte corporel et l'univers sensible. Cette coupure, instrumentalisée par les religions, rejoint certaines interrogations philosophiques et anthropologiques, conduisant les auteurs à repenser les séparations entre corps et âme. Ils proposent un nouveau regard sur la culpabilité humaine, point focal, très actuel, des psychologies occidentales.

1. La parade amoureuse

Quand le langage s'en mêle… chute du signifiant

Les amours humaines sont rarement des histoires sans paroles, mais « *si l'animal va droit au but,* nous dit le psychanalyste, *une fois que le langage s'en mêle tout ce qui était vert devient rouge*[1] » soulignant par là que notre don de parole complique et inverse tout. La singularité des humains en ce domaine repose sur ce fait que, soumise à l'éros comme tout ce qui respire, notre espèce utilise deux registres distincts de communication : d'une part son langage, d'autre part un système de « balises » fait de signaux et d'indices instinctuels, assurément privilégiés chez la gent animale, mais auxquels, à leur insu, nos congénères participent pleinement.

Cet aspect extralinguistique de la rencontre va nous retenir un instant. On sait qu'il est activé par tous les sens en éveil, et d'abord par le *voir* et l'*être vu* dans le repérage constant, inné et continu des identités, des disponibilités, de la réceptivité des personnes côtoyées et du désir qu'elles inspirent. En tous lieux et circonstances, les messieurs sont assignés à avoir un regard sur les dames. Aussi, naturellement, celles-ci vérifient ce regard non sans contrôler quelle concurrente, dans la proximité, peut être également regardée. Mais là, nous sommes encore dans le champ d'une

---

[1] Perrier F., 1978, *Double langue, la chaussée d'Antin / 2.* - 10/18.

certaine distance interpersonnelle où la voix et le verbe conservent leurs droits et leur nécessité.

Plus avant dans l'aventure amoureuse, d'autres sens sont sollicités, associés à des rites présexuels. Malgré la timidité du regard des chercheurs sur ce sujet, on doit le constater : l'homme, assujetti à ses fonctions reproductrices, dispose de moyens analogues à ceux des autres espèces. Chaque variété du vivant dispose, pour sa « pariade », d'un ensemble de signaux attractifs, olfactifs, tactiles, visuels, vocaux, comportementaux, telle l'offrande de nourriture. Nous sommes donc pourvus de solides repères sexuels au niveau des sens, mais socialement « culturalisés », enrichis, maquillés par les coquetteries du geste, de la voix, du vêtement, du parfum, voire de la gastronomie, qui prolongent ces fonctions présentes chez l'animal comme autant d'invites et de séductions mutuelles.

Des stimuli plus directement corporels entrent en jeu lorsque vient le moment d'ôter le vêtement. Les partenaires se motivent dans des conduites d'appel qui, surtout par la vue, les gestes phoniques et les gestes physiques, sont les prémices de la jouissance. Dès lors, la communication s'enracine dans le corporel, faite de *messages* qui sont déjà des échanges de plaisir.

Ceci étant, et hormis le viol, l'humain utilise largement le langage à des fins amoureuses. Ainsi une communication verbale assure-t-elle l'indispensable rencontre avec *la personne de l'autre*, préalable nécessaire à la rencontre des corps.

Pour autant, le pouvoir de parole n'efface pas que chez l'homme :

- la sexualité existe d'abord sur un mode extralinguistique ;

- elle est une incitation pulsionnelle active engendrant une connivence émotionnelle entre les êtres, consciente, tombant sous le pouvoir de la pensée, mais dont les fondements et les bénéfices sont entièrement extérieurs au langage qui n'est pas nécessaire au désir, tout comme le plaisir n'a pas besoin d'être nommé pour exister.

Ni le fonctionnement sexuel dans son ensemble, ni les actes de génération, ne sauraient distinguer l'homme de l'animal si ce n'est que l'un est soumis à des contraintes pudiques et que l'autre ne l'est pas. On pourra objecter ici que la sexualité a pour l'homme un caractère sacré et l'humain, si coupable qu'il en fut depuis les Origines et peut-être à cause de cela, ne peut en sa dignité être réduit à l'état d'animal... qui justement n'est jamais coupable.

Les rapports de l'acte et de la parole

Que se passe-t-il donc dans les rapports de l'acte et de la parole ? Ce qu'un simple regard intérieur permet à chacun de savoir : dans les préliminaires sexuels puis dans l'acte engagé, la communication physique s'enrichit tandis que la communication linguistique se transforme puis s'éteint. Plus les êtres se rapprochent et plus les corps gagnent en proximité, moins prévaut la parole.

Il est clair qu'une pulsion ou un désir dirigé vers une personne, même non encore exprimé, érige une emprise relationnelle sur un mode extra-verbal. Si une conversation amoureuse advient, la parole « pleine » sera aussitôt affectée par cette connexion. Des censures inhibitrices sont appelées à s'imposer à mesure que se réduit la distance corporelle. Ainsi entre des partenaires consentants, s'observe avec la réduction du discours une somme de déformations préalables riches d'enseignements et dont l'étude constitue, selon notre point de vue, une investigation de grand intérêt pour les sciences du langage.

La recherche s'y est cependant modérément consacrée et chacun conviendra que, dans l'ordre amoureux, les échanges verbaux peuvent être difficiles à explorer. Qui s'étonnera que, fût-ce pour les besoins de la science, nul ne se prête à l'écoute indiscrète de ses dialogues intimes ? Faute de volontaires - ou de paparazzi -, les seuls documents accessibles appartiennent à la fiction ce qui rend contestable une étude à prétention scientifique. Ces fictions ont pour terrain d'élection des oeuvres littéraires, artistiques, théâtrales ou cinématographiques. Pour notre plaisir, écrivains et artistes s'y consacrent depuis quelques siècles, sinon quelques millénaires. Nous disposons ainsi d'oeuvres plus vraies que nature par la vérité d'un personnage, le génie d'un peintre, l'expression d'un regard sous le ciseau d'un sculpteur, la subtilité d'un dialogue.

L'expérience d'une conversation amoureuse a tôt fait de révéler au locuteur combien le message verbal *explicite*, celui qui est énoncé et entendu, se garde d'être trop clair, tandis que le message sous-entendu, *implicite*, vise à être parfaitement compris. Les paroles des amoureux passent par une somme d'habiletés rhétoriques et de déformations qui détournent les mots et les phrases de leur sens anodin. En cette matière, l'humain, qui ne peut aller droit au but, doit « *en passer par la métaphore et la métonymie, le déplacement, la condensation, la chute du signifiant*[2]. »

La stratégie la plus courante recourt au maquillage du message tel qu'il se présente à la pensée. La pratique habituelle consiste à soustraire les mots « crus » et à déporter

[2] Perrier F., 1978, *Double langue, la chaussée d'Antin /2*. - 10/18.

le vocabulaire. Ainsi la proposition d'aller « *dîner ensemble* » ou « *de prendre un café à la maison* » associe le déplacement (sur un motif voilé de rencontre rapprochée) et la condensation (avec l'offrande alimentaire que nous avons en commun avec nombre d'espèces animales).

Du verbal au corporel : une omission élective

Du simple baratin à l'amour courtois, le rituel, qu'il soit vulgaire ou délicat, paraît conduire les amants à un ajustement réciproque et progressif des registres de communication du verbal au corporel. Au risque de la rupture, ceux-ci doivent réussir cette « sortie de la parole » nécessaire à l'étreinte amoureuse, sans désigner ni le sexe ni les lois intangibles de la nature auxquelles ils vont se soumettre. Ce que nous décrivons en terme de « parade » est une mise en scène qui signifie que l'on va quitter la scène d'un rituel symbolique, que l'on va sortir du symbole pour aller dans le *réel*[3]. Là se trouve le coeur du problème : l'enrichissement de l'échange physique et son accomplissement requis par la pulsion sont un accès au *réel* où justement le langage n'a ni place ni fonction. Par une minutieuse *omission élective*, les partenaires éviteront le conflit entre les modes corporel et verbal de communication et feront chacun subir à ce dernier les transformations que l'on va décrire.

---

[3] Réel / réalité. Nous considérons ici le « réel » comme ce qui se donne sans médiation symbolique, comme un branchement direct, sensible, adualiste et syncrétique au monde. La « réalité », elle, se présente sous l'aspect du signe qui recouvre d'un voile signifiant, codé et culturalisé, le réel qui alors semble nous échapper. Autrement dit, le réel se ressent, la réalité se pense.

Le génie littéraire de Maupassant[4] sait nous dire qu'à l'extrême du désir, la parole peut être tout à fait inopportune :

> « Il sentait, à travers sa manche, la chaleur de son épaule, et il ne trouvait rien à lui dire, absolument rien, ayant l'esprit paralysé par le désir impérieux de la saisir dans ses bras[...] Elle ne disait rien non plus, immobile, enfoncée en son coin[...] « Que pensait-elle ? » Il sentait bien qu'il ne fallait point parler, qu'un mot, un seul mot, rompant le silence, emporterait ses chances ; mais l'audace lui manquait, l'audace de l'action brusque et brutale. Tout à coup il sentit remuer son pied. ».

Mais l'auteur sait aussi que la transition d'une communication linguistique vers une communication corporelle n'est jamais donnée d'avance :

> « Ils n'avaient guère échangé vingt paroles jusqu'au moment où ils se trouvèrent seuls dans le wagon. Dès qu'ils se sentirent en route, ils se regardèrent et se mirent à rire, pour cacher une certaine gêne, qu'ils ne voulaient point laisser voir. [...] Du Roy et sa femme, de temps en temps, prononçaient quelques mots inutiles [...] Du Roy, assis en face de sa femme, prit sa main et la baisa lentement [...] Il tenait toujours sa main, se demandant avec inquiétude par quelle transition il arriverait aux caresses.»

Nul doute qu'ici le message implicite serait entendu comme obscène quand bien même il rend compte de la scène qui se joue dans la *réalité*. Une forme de déplacement apparaît souvent tel un code de substitution, soit assez largement conventionnel soit secret et intime entre les

---

[4] Maupassant G. de, *Bel-Ami*.

partenaires. Mais, à suivre une vision freudienne, on ne peut parler que d'un pseudo-déplacement. En effet, bien qu'étant dans l'inconscience fondamentale et spontanée des motifs qui les y contraignent, les partenaires sont parfaitement conscients de la manoeuvre, et cela ne correspond pas à la conception psychanalytique. Le déplacement concerne le geste et la parole dans ce texte qui a valu aux *catleyas* leur célébrité littéraire :

> « Les jours suivants il usa du même prétexte. Si elle avait des catleyas à son corsage il disait : « C'est malheureux, ce soir, les catleyas n'ont pas besoin d'être arrangés, ils n'ont pas été déplacés comme l'autre soir ; il me semble pourtant que celui-ci n'est pas très droit. Je peux voir s'ils ne sentent pas plus que les autres ? ... Ou bien, si elle n'en avait pas : « Oh ! pas de catleyas ce soir, pas moyen de me livrer à mes petits arrangements. » De sorte que, pendant quelque temps, ne fut pas changé l'ordre qu'il avait suivi le premier soir, en débutant par des attouchements de doigts et de lèvres sur la gorge d'Odette, et que ce fut par eux encore que commençaient chaque fois ses caresses ; et bien plus tard, quand l'arrangement (ou le simulacre rituel d'arrangement) des catleyas fut depuis longtemps tombé en désuétude, la métaphore « faire catleya », devenue un simple vocable qu'ils employaient sans y penser quand ils voulaient signifier l'acte de la possession physique » Marcel Proust[5].

Nous devons encore à Guy de Maupassant un autre aperçu des « dérégulations » du langage. Nous laisserons de côté l'aspect purement littéraire par lequel l'auteur nous conduit vers une ambiance de plus en plus intimiste et nous

---

[5] Proust M.,1987 (rééd.), *Du côté de chez Swann. Un amour de Swann. A la recherche du temps perdu*, éd. Gallimard.

attacherons à montrer le soin qu'apportent les amants à contourner l'opposition des deux pôles, verbal et corporel, tout en soutenant le discours. On remarquera que cette désactivation progressive du langage est essentiellement une conversion métonymique, *ludique* et portant aussi bien :

- sur l'énonciation, par la prononciation des mots, plus rares, prononcés plus doucement, sur un ton affecté ;
- sur l'énoncé et ses parties interdites, avec ses signifiants « édulcorés » si ce n'est supprimés, de différentes manières ;
- et sur l'énonciateur lui-même qui, sur le mode de la plaisanterie, se voit disqualifié dans son identité au profit d'une personnalité d'emprunt. Il saute aux yeux que, par tous les procédés prêtés par l'auteur, les personnages concourent, *in fine*, face à la pulsion, à écarter l'obstacle d'un langage explicite.

> « Mais lui pensait à tout autre chose :
>
> Il affectait de tenir ses mains sur ses genoux, comme les petits garçons bien sages. — Vous avez l'air niais, comme ça dit-elle. Il répliqua : — vous avez une expérience qui doit dissiper mon ignorance, et une pratique du mariage qui doit dégourdir mon innocence de célibataire, voilà, na ! Elle s'écria : — C'est trop fort ! Il répondit : — C'est comme ça. Je ne connais pas les femmes, moi, — na, — [...] — c'est vous qui allez faire mon éducation... ce soir — na, — et vous pouvez même commencer tout de suite, si vous voulez, — na. Elle s'écria, très égayée : — Oh ! par exemple, si vous comptez sur moi pour ça ! — Il prononça, avec une voix de collégien qui bredouille sa leçon : — Mais oui, — na, — j'y compte. Je compte même que vous me donnerez une instruction solide... en vingt leçons... dix pour les éléments... la lecture et la grammaire... dix pour les perfectionnements et la rhétorique... Je ne sais rien, moi, — na. Elle s'écria, s'amusant beaucoup : — T'es bête. Il reprit : — Puisque tu commences par me tutoyer,

j'imiterai aussitôt cet exemple, et je te dirai, mon amour, que je t'adore de plus en plus [...] ! Il parlait maintenant avec des intonations d'acteur, avec un jeu plaisant de figure qui divertissaient la jeune femme habituée aux manières et aux joyeusetés de la grande bohème [...] Puis elle rougit davantage encore, en murmurant : — Il ne faut jamais couper son blé en herbe. Il ricanait, excité par les sous-entendus qu'il sentait glisser dans cette jolie bouche [...] La nuit venait doucement, enveloppant d'ombre transparente, comme d'un crêpe léger, la grande campagne qui s'étendait à droite. Le train longeait la Seine ; et les jeunes gens se mirent à regarder dans le fleuve, déroulé comme un large ruban de métal poli à côté de la voie, des reflets rouges, des taches tombées du ciel [...] Cette mélancolie du soir entrant par la portière ouverte, pénétrait les âmes, si gaies tout à l'heure, des deux époux devenus silencieux. Ils s'étaient rapprochés l'un de l'autre pour regarder cette agonie du jour, de ce beau jour clair de mai. [...] Du Roy enlaça la taille de sa femme et la serra contre lui [...] Il murmura, tout bas : — Je t'aimerai bien, ma petite Made. La douceur de cette voix émut la jeune femme, lui fit passer sur la chair un frémissement rapide, et elle offrit sa bouche en se penchant sur lui [...] Ce fut un très long baiser, muet et profond, puis un sursaut, une brusque et folle étreinte, une courte lutte essoufflée, un accouplement violent et maladroit. » Guy de Maupassant[6].

Le commentaire de ces lignes n'aura aucune peine à mettre en vue le caractère complémentaire des stratégies verbales déjà évoquées :

- *les déplacements*. Tout au long du texte, le discours explicite se voit substituer des propos allusifs, fertiles en sous-entendus et en inversions. Le désir de découverte amoureuse et corporelle de la partenaire prend le masque

---

[6] Guy de Maupassant, *op. cit.*

métaphorique d'une autre découverte, qui, en l'occurrence, pourrait être considérée comme un contraire absolu : celle de la totalité encyclopédique du savoir et de la connaissance, de la *réalité* tout entière. (« *Vous me donnerez une instruction solide... Je ne sais rien, moi.* »)

- *les inversions.* Elles sont très courantes dans le discours amoureux. Outre l'opposition entre la découverte bien réelle du corps désiré et celle de la Connaissance - qui n'est que discours -, une autre se conjugue aussi avec un déplacement : on la perçoit quand l'homme, adulte, désirant et habile, s'efface et se révèle derrière le collégien innocent, maladroit et bredouillant.

- *l'identité d'emprunt.* Dans le même mouvement, avec l'expression verbale et son contenu, une modification affecte l'identité de l'énonciateur par un alibi cocasse. On voit le locuteur se déporter de lui-même au profit de jeux de comédiens et de mimes, par définition inauthentiques.

- *l'altération vocale de l'énonciation.* L'habileté du mime renforce le maquillage du scénario puisque à la déformation du discours et à l'altération de l'identité s'ajoute la modification ludique de la voix : celle-ci est bredouillée ; elle emprunte des intonations volontairement artificielles en accord avec le travestissement de la personnalité. Mais, notons-le, qu'elle soit désadaptée du message réel, qu'elle soit bredouillée ou tendre et chuchotée, la voix est toujours altérée, et la fonction vocale toujours restreinte dans son pouvoir de communication.

- *l'humour.* Le lecteur retient ici l'impression d'un jeu amusant, dans lequel le héros paraît s'innocenter par avance. Les traits d'esprit et l'humour conviennent particulièrement aux propos galants et le sexe, en général, constitue un terrain d'élection de la plaisanterie. Nous allons voir que le trait d'esprit introduit un truquage subtil dans la transmission du message verbal : le message explicite, tel que composé et énoncé par le locuteur, en dissimule un autre destiné à être recomposé par le destinataire.

En résumé, l'expression linguistique subit un ensemble de *transformations convergentes* qui portent de façon simultanée :

- sur le contenu explicite de l'énoncé ;
- sur le support de l'énonciation (la voix, son niveau sonore, son intonation) ;
- sur l'identité de l'énonciateur.

Dans l'imminence de l'acte sexuel, la voix bredouillée, le sens allusif, l'humour... vont dans le même sens : ils soumettent au destinataire un message qui n'est pas énonçable par le locuteur. La parole ouverte et adéquate à son objet advient une seule fois, furtivement et au conditionnel. Elle introduit définitivement le silence jusqu'à l'acte corporel (« *Je t'aimerai bien ma petite Made* »).

Les jongleries rhétoriques et les recours au symbolisme, dans le geste et la parole (globalement la *réduction métonymique*) jouent un rôle de premier plan. Dans ce manège, les amants vérifient constamment leur connivence sans risquer de mettre en coïncidence les discours énoncés et le *réel* qui les motive.

La parade amoureuse doit résoudre le problème qu'impose la double rencontre de l'être corporel et de la personne de l'autre ; elle est suscitée par la pulsion qui ne connaît ici aucun substitut symbolique[7]. Elle est un exercice

---

[7] Un symbole est toujours autre chose que ce qu'il représente. Lorsque ce qui est représenté, dans les cas qui nous occupent ici une sensation perçue directement dans le réel, est trop marqué ou marquant, il ne peut être introduit immédiatement dans le champ de la réalité qui est le monde signifié. Ainsi, sous le coup d'une émotion intense, les mots nous manquent pour la raconter ; le récit ne pourra advenir qu'avec la

sur la crête face à l'imprononçable et à la nécessité de cadrer un discours qui exposerait autrement à une conduite de viol, à l'outrage, à l'obscène. Son nom indique sa finalité qui est de montrer le désir aussi ostensiblement que possible mais sous une forme masquée. Elle précède et prépare la « sortie de la parole », condition pour qu'une communication corporelle puisse prévaloir entre les êtres.

Ceci veut dire qu'il existe un domaine d'activité et de pensée consciente dont le langage résiste à rendre compte, au risque de contredire sa fonction naturelle de communication. Face à cette impossibilité d'énonciation, les protagonistes vont construire des passerelles dont le but n'est autre que de signifier la prochaine sortie de la parole ou, comme nous l'avons dit, construire une mise en scène qui signifie que l'on va sortir de la scène. La question est de savoir quelles sont les bases linguistiques des inhibitions en cause et du comportement verbal de compensation certes connu de longue date mais qui a été si peu interrogé par les sciences du langage.

Le regard de la linguistique

Considérer un obstacle au langage comme affectant l'énonciation nous oriente en premier lieu vers les travaux de Roman Jakobson sur les processus de production de la parole. Cet auteur approfondit les conditions d'émission et de réception d'une séquence linguistique (ce qui nous intéresse précisément) en même temps que les rapports respectifs du code et du message[8] comme nous le verrons plus loin.

---

baisse de la tension. La sublimation freudienne est l'opération de symbolisation, justement, qui permet de faire passer ce qui est représenté par un *représentant* acceptable par la société.

[8] Jakobson R., 1963, *Essai de linguistique générale*, Paris, Ed. de Minuit.

Nous admettons facilement avec ce linguiste que toute fabrication d'énoncé suppose de la part du locuteur :
- qu'il choisisse des mots ;
- qu'il les associe.

Ainsi, le comportement de toute personne qui parle fait-il appel à deux facultés maîtresses[9] :
1. La faculté de *comparativité* qui gouverne la *sélection* et par laquelle l'esprit choisit (par exemple un vocable dans le code lexical). Cette opération reconnaît les ressemblances, les rapports de similarité ou de discrétion, c'est-à-dire d'opposition (axe paradigmatique) dans le vocabulaire commun aux locuteurs d'une même langue. Dans ce « fichier », la sélection identifie (inclut ou exclut) les semblables ou les opposés (homonymes, synonymes, antonymes) ;

2. La *connectivité* qui gouverne la *combinaison*, donnée comme l'opération subséquente ; non moins nécessaire, elle

[9] Remises au goût du jour par Roman Jakobson, les notions de contiguïté - similarité (ou combinaison - sélection) remontent à Aristote. Morier perçoit l'importance de ces concepts.

Pour lui, la similarité n'est pas une fonction, c'est un état, une qualité, un rapport. Il propose d'appeler *comparativité* l'activité mentale par laquelle l'esprit procède à l'abstraction des caractères communs entre une ou plusieurs réalités présentes à la pensée.

Symétriquement, il propose le terme de *connectivité* pour désigner la faculté par laquelle l'esprit humain discerne des liens de contiguïté, de dépendance ou d'interdépendance, de causalité, dans deux ou plusieurs réalités perçues comme distinctes.

Ainsi la comparativité, qui discerne les ressemblances et dissemblances, gouverne la métaphore ; la connectivité discerne des liens de correspondance extralinguistique ; elle gouverne la métonymie.

Morier H., 1976, *Dictionnaire de poétique et de rhétorique*, Paris P.U.F.

organise et/ou discrimine l'association pertinente (axe syntagmatique) des unités linguistiques sélectionnées (par exemple composer une phrase en associant le verbe avec un sujet et un complément). Elle est donc organisatrice du séquençage des mots.

Emission et réception d'une séquence linguistique

L'auteur défend la notion de structure bipolaire du langage[10] qui suppose que cette mise en connexion (sous le registre de la contiguïté) obéit à une logique opposée à celle de la sélection à laquelle elle est *ici* subordonnée ; les éléments sélectionnés sont installés selon la fonction à laquelle ils sont appelés (ce que l'on fait en accordant les verbes ou en ajustant les pluriels).

On observe alors que cela aboutit à passer des phonèmes aux mots, des mots aux phrases... donc à construire d'autres unités linguistiques, plus complexes, élargies, pourvues de sens cette fois-ci, et sur lesquelles une nouvelle opération de sélection peut s'effectuer et ainsi de suite, sélection et combinaison étant coactives. On remarquera que Jakobson n'introduit pas l'idée de successivité temporelle dans ces opérations qui sont en concomitance permanente.

Sur cette base :

1. L'*énonciation* qui impose de choisir et associer met donc en jeu ces deux facultés dont les effets sont divergents :

- sélection : inclure ou exclure des unités linguistiques sur une base de similarité / non-similarité conceptuelles ;
- combinaison : associer grammaticalement ces différentes unités.

---

[10] Jakobson R., 1963, *Essai de linguistique générale*, Paris, Ed. de Minuit.

2. L'*écoute* suppose que l'auditeur mobilise les mêmes fonctions mais inversement subordonnées pour la raison suivante : celui qui écoute reçoit l'ensemble des données déjà synthétisées par celui qui parle ; la reconnaissance de leur fonction et de leur association dans le contexte (contiguïté) conditionne nécessairement l'identification des composants du message (sélection/similarité).

La combinaison est donnée ici comme l'*antécédent* mais cela doit s'entendre selon une signification fonctionnelle et non temporelle, les opérations étant simultanées (sinon on lirait ou entendrait une phrase que l'on ne comprendrait qu'à la fin.)

Pour le locuteur :

- Le choix des constituants de la phrase subordonne leur intégration dans le contexte, puisque la sélection se fait en fonction de ce que l'on projette de dire.
- L'élaboration du contexte (le mot ou la phrase) par combinaison des éléments est subséquente à ce projet. La combinaison est le *conséquent* ici encore considéré d'un point de vue fonctionnel et non temporel.

On remarquera donc que ces activités de sélection/combinaison, par lesquelles s'aménagent les différentes unités linguistiques (les mots à partir de phonèmes, les phrases à partir de mots...) sont exécutables dans un ordre logique commandé par l'activité dominante de parole ou d'écoute. Cet ordre est inverse selon l'un ou l'autre cas.

Jakobson distingue (a) une séquence dite d'encodage propre à l'acte de parole (sélection → combinaison) de (b) la séquence d'écoute qui met en jeu une succession inverse dite de décodage (combinaison → sélection).

L'énonciation, qui seule nous retiendra ici, se présente donc selon la séquence logique (sélection → combinaison) où :

- l'*antécédent* implique l'antériorité fonctionnelle (le leadership fonctionnel) de la sélection par laquelle les composants linguistiques sont extraits du stock lexical ;
- le *conséquent* implique la combinaison des composants organisables en phrases intelligibles.

Les deux facultés maîtresses aux effets antagonistes, sélection / combinaison, ne peuvent être substituées l'une à l'autre au risque d'inintelligibilité. Ces deux facultés ne peuvent se concevoir autrement qu'en synergie mais selon deux topologies de fonctionnement distinctes, la première initiant la parole (configuration d'encodage) la seconde initiant l'écoute (configuration de décodage).

Nous approchons peut-être ici des clés du problème dans l'inhibition linguistique qui nous occupe. En effet, si nous considérons la séquence propre à l'énonciation, nous remarquons que son exécution relève d'une opération de *sélection* qui requiert la présence d'unités linguistiques : elle n'est évidemment pas exécutable en l'absence de composants accessibles à cette opération, assumant l'antériorité.

Cette absence réduirait certes le locuteur au silence ; mais est-elle concevable ? Nous avançons l'hypothèse que la parade amoureuse en constitue tout à la fois une preuve et une illustration. Il suffit de considérer cette évidence que parler des choses de l'amour, abstraitement comme dans ce texte par exemple, est une démarche langagière banale et tout à fait différente d'une conversation amoureuse.

Dans le discours *sur* la vie amoureuse (premier cas), le locuteur argumente ses propos à partir des concepts existants sur ce sujet, essayant de les étendre et de les nuancer afin d'approfondir ou d'illustrer la compréhension du phénomène (dont en vérité l'irrationalité nourrit sans cesse le questionnement). Parler des choses de l'amour c'est spéculer, disserter sur les savoirs attenants, les expériences passées. Ici l'*antécédent* trouve sa substance dans des unités linguistiques constituées de nature cognitive, dans des concepts, des constructions du savoir reflétant une idéologie, plus généralement dans une *réalité sémiotisée* qui recouvre d'un voile un réel *non manifesté* dans l'interaction.

La *conversation amoureuse* est d'une tout autre nature qu'un discours sur l'amour. Engager une conversation amoureuse, c'est essayer de gérer une attraction pulsionnelle qui s'infiltre dans l'être, actuelle et parfois totalitaire. Ici le processus générateur de l'échange entre les personnes, celui qui structure cet échange en activant ses motifs et son thème, n'est autre que la pulsion pure *manifestée* entre les êtres et anticipant tout échange verbal. Ce phénomène pulsionnel, on le sait, n'offre, *in fine*, aucun substitut symbolique ; il demeure que, selon le schéma développé ci-dessus, la pulsion occurrente se présente comme l'*antécédent* inducteur authentique de l'échange entre les partenaires, mais d'un échange muet. La pulsion étant exclusive du langage, on retiendra l'hypothèse que les velléités d'énonciation des locuteurs se heurtent à la vacuité linguistique de l'antécédent. On peut donc imputer à une *chute du signifiant* l'incapacité des protagonistes à énoncer les finalités pulsionnelles des événements psychiques qui les saisissent.

On ne peut cependant tenir cette impossibilité pour la conséquence d'un simple vide linguistique intellectuellement insurmontable. Certes on peut concevoir que l'énonciation soit inefficace quand l'antécédent est du ressort d'un réel non symbolisable, mais on ne saurait voir ici l'effet d'un simple vide mécanique qui entraverait l'interaction.

Le problème se joue sur un antagonisme ontologique entre l'attraction pulsionnelle qui est contiguïté pure et le signe appelant à un processus antagoniste de sélection seul apte à induire l'énonciation.

L'enjeu, plus précisément l'écueil, ne serait donc pas *stricto sensu* l'acquisition d'un vocable mais *l'accès à la réalité sémiotisée*, ce qui est tout différent en ce sens que cela impliquerait simultanément de *se soustraire à l'emprise du réel* : cela n'est ni voulu par les protagonistes, ni conforme à l'attraction amoureuse. Celle-ci peut :

- ne pas exister pour l'être (comme l'érotisme pour un eunuque),
- n'être que contiguïté attractive sans recours symbolique ni introduction de signifiant qui ne serait que détachement et substitution.

Les deux ordres contigu/similaire sont mutuellement exclusifs bien que coactifs. Leur opposition rend raison de la zone d'inhibition linguistique qui caractérise la parade amoureuse et de cet étrange défaut de parole pleine qui affecte la conversation amoureuse relativement à son objet.

Le discours de substitution

Tel est le processus que nous laissent entrevoir les singularités de la conversation amoureuse.

Il reste à comprendre comment se constitue le discours de substitution tel que nous l'avons présenté plus haut. Car les amoureux ne sont pas toujours silencieux et s'ils ne peuvent s'exprimer de façon explicite sur la passion qui les rapproche, il leur reste bien des choses à dire. Un discours de substitution va refléter l'attraction qu'ils ressentent l'un pour l'autre, maintenir la tension voluptueuse qui les sollicite, traduire le désir sans l'énoncer mais aussi éventuellement lui faire écran.

Nous sommes donc encore renvoyés à la nécessité d'une substance linguistique préalable à l'énonciation, substance de l'ordre du concept, du symbole, du rituel. Parmi les passerelles qui offrent cette possibilité, le *discours cité*[11] est assurément la plus courante et la plus démonstrative. Le processus est simple : par le truchement de ce discours rapporté, le protagoniste de l'énonciation n'est plus le protagoniste de l'énoncé et cela supprime l'antagonisme entre la pression pulsionnelle et la substance linguistique. Autrement dit l'énonciateur, en empruntant le discours d'un tiers personnage, introduit un « verbe intérieur » d'emprunt faute de disposer lui-même d'une substance linguistique préexistante au titre d'antécédent.

Cette question est exposée par Jakobson[12] qui l'aborde de la manière suivante : « *le message (M) et le code sous-jacent (C) sont,* dit-il, *tous deux des supports de communication linguistique* ». Mais tous deux « *fonctionnent d'une manière dédoublée : l'un et l'autre peuvent toujours être traités soit comme objet d'emploi, soit comme objet de référence.* » Une unité de code peut impliquer un

---

[11] La *polyphonie* : Dans chacun des énoncés d'un locuteur, de multiples voix se font entendre, que celui-ci peut reconnaître ou pas, prendre en charge ou non. Par exemple, l'hôte qui offre l'apéritif en plaisantant : « Prenez et buvez en tous », fait entendre la parole du Christ telle que nous la cite la gnose. Autre cas : le discours cité. D'une manière plus générale, la polyphonie se fond dans le dialogisme qui souligne comment tous nos discours découlent, précèdent et se positionnent par rapport à d'autres discours, vecteurs d'idéologies.

[12] Jakobson R., 1963, *Essai de linguistique générale*, Paris, Ed. de Minuit.

renvoi soit au code soit au message ; un message peut renvoyer au code ou à un autre message.

Le dernier cas (un message renvoie à un message) nous intéresse particulièrement : le discours cité a tous les caractères d'un énoncé à l'intérieur d'un énoncé, d'un message à l'intérieur d'un message. Il tient, dit l'auteur, une grande place dans nos discours « *car il s'en faut de beaucoup que notre conversation se limite aux événements vécus* hic et nunc *par le sujet parlant.* » Par ce procédé, il saute aux yeux que le référent, qui n'est pas lié par l'attraction pulsionnelle, a les qualités d'une réalité linguistique convenant aux opérations d'encodage.

Ainsi un discours venant d'ailleurs, un dit, un écrit (la lettre d'amour) ou un récit préexistant, peut introduire un *antécédent* conforme à la thématique de la rencontre mais libérant le langage en imputant l'énoncé à un personnage tiers. Ce procédé est très courant dans d'autres domaines où la pulsion mise à nu peut faire obstacle à l'énonciation. Ainsi dans la dépendance alcoolique, pour les mêmes raisons, l'énonciation est régulièrement inhibée. Par la phrase « *je viens parce que mon épouse dit que je bois trop* », le patient introduit une autre voix, et ce message à l'intérieur du message permet de contourner l'inhibition[13]. Ce type précis de polyphonie est rare ; on le conçoit dans les situations amoureuses où les lieux communs jouent les mêmes rôles et ont la préférence. Mais les rituels « *allons prendre un café* », les poèmes et chansons d'amour, les tubes saisonniers plus ou moins durables, les idoles livrant leur intimité... sont de toutes les époques. Car si les sérénades paraissent passées de mode, les cd, dvd et autres mp3 tiennent une grande place en préalable

---

[13] Perea F. et Morenon J., 2002, « L'alcoolique au comptoir. Etude sur le comportement verbal spontané des buveurs », dans la revue *Synapse*, numéro 190.

des rencontres galantes du jeune âge. Dans tous les cas, un « énoncé à l'intérieur d'un énoncé », discours de réemploi devenu objet de référence donne sa substance à un *antécédent non sémantisé* et par là inapte à induire une séquence linguistique.

En résumé : le message a pour référent direct un discours déjà composé et supposé émis sur la situation passionnelle. A l'antécédent pulsionnel pur, inarticulable, est substitué un contexte linguistique. La visée de signification est identique ; le déplacement porte sur l'énonciateur qui peut être un simple alibi comme nous l'avons vu plus haut. Grâce à ce tour de passe-passe, le message est immédiatement énonçable.

En suivant Jakobson, on remarquera que le discours renvoie à la situation d'énonciation présente et, en réalité, au triptyque « *ego, hic et nunc* », « moi, ici et maintenant ». Ce triptyque, qui est celui du « discours » chez Benveniste (par opposition au récit), renvoie à une modalité particulière du langage[14] : la *deixis*, où l'on relève que les mots n'ont de sens que dans la situation présente, comme, par exemple, « je » n'a de sens qu'au moment où le locuteur le prononce, sans quoi il n'a pas de référent propre (de même pour « ici », « celui-là »…). Or la parade amoureuse le situe dans cette situation où la pulsion qui est présente et prégnante, liée et ressentie consciemment, est incarnée dans la situation vécue.

Le recours au discours rapporté est le recours à une énonciation enchâssée qui n'est plus ancrée dans le présent où le réel laisse trace. Ainsi, c'est un discours qui se déconnecte de la pulsion. Il y a divorce entre le réel et un discours rapporté dans une réalité décalée.

---

[14] Perea F., 2003, *Je & autres ; les masques de nos personnes*, éd. L'Harmattan, coll. « Langue & parole ».

De *Je* à *on* : un énallage parfois mal venu

Toujours à propos des rapports code/message, Jakobson remarque qu'une unité de code peut renvoyer au message ; c'est le cas du pronom personnel où « *code et message se chevauchent*[15]». Car ce pronom, dit l'auteur, n'a pas de sens propre : il ne tire son sens que de l'objet qu'il désigne. Ainsi, le pronom personnel de la première personne ne peut référer à un élément tiers. « Je » désigne le locuteur, le destinateur du message auquel il appartient et nulle autre personne. A l'opposé du discours cité, le protagoniste de l'énonciation se voit ici désigné comme le protagoniste de l'énoncé. Autrement dit, il est impossible, par l'intermédiaire pronom « je », de faire entrer dans le langage un acte non symbolisé. Victime de sa passion, un alcoolique contourne cette difficulté par l'emploi de « on » qui marque une troisième personne et introduit explicitement la référence à un tiers (« *on est tous plus ou moins alcooliques* », dira l'un d'eux). Cette solution d'*énallage*[16] peut être malvenue dans le discours amoureux... « On t'aime » n'a pas sa place ici mais éviter le « je », c'est déconnecter de soi, reporter à autrui ou à n'importe qui ; c'est éloigner tout ce qui peut faire trait d'union avec ce que le sujet, censé s'incarner en ce « je », ressent. Le « je » de « je t'aime » implique ce sujet dans le temps présent, matériel, un temps linguistique (Benveniste) qui l'implique corporellement et subjectivement.

Pour cette raison, il est suspect si trop facile ; sinon il introduit, par la conjonction code message, un lien symbolique appuyé entre les partenaires, quasiment « off » relativement à la scène qui se joue et parfois problématique.

---

[15] Jakobson R., 1963, *Essai de linguistique générale*, Paris, Ed. de Minuit.

[16] On appelle « énallage » le glissement d'un élément de la langue d'une classe grammaticale ou sémantique à une autre. Ainsi, dans « Je l'ai vu à l'hôpital. Tu te dis que c'est grave »", le *je* devient *tu*.

Humour et plaisanterie : le double encodage

Le rire introduit un échange de nature émotive entre les êtres ; il installe, d'une certaine manière, une autre affectation de la réalité. Ainsi le mot d'esprit déqualifie souvent la fonction cognitive au profit d'une communication ludique, de nature extralinguistique, cependant supportée par le langage.

L'humour est une qualité première du séducteur reconnue et souhaitée par la gent féminine[17]. La question nous intéresse ici pour cette raison plus technique qu'il existe toujours, dans l'humour, un double sens qui suppose un double encodage associé à un processus d'inversion spécifique du rire. On y remarquera que c'est l'auditeur, et non le locuteur, qui se trouve chargé, *in petto*, d'une procédure d'encodage qui ne lui est normalement pas dévolue et afférente dans le discours « explicite ».

Dans la plaisanterie : *l'évêque n'a rien compris à l'usage des préservatifs, la preuve : c'est qu'il les met à l'index*, le locuteur construit sa phrase comme tout acte d'énonciation, ce qui induit, chez l'auditeur « naïf », l'opération de décodage qui objective un premier sens, conforme au langage de l'Église.

Mais la polysémie du mot index permet à l'auditeur d'entendre autre chose. Il y a alors effet de rire quand l'auditeur, ayant reçu le sens premier, ordonne en lui-même une nouvelle lecture. A partir des matériaux linguistiques primitifs, il encode un nouveau message sur la manière de mettre à l'index le préservatif.

---

[17] Une exploration des sites web de rencontres met rapidement en évidence l'importance prépondérante des « sorties au restaurant » parmi les activités souhaitées et de l'humour comme qualité recherchée chez le partenaire.

La qualité humoristique d'un énoncé est donc conditionnée par un fonctionnement inversé par rapport à la configuration normale de l'écoute. De façon paradoxale, le destinataire du message n'entend le second sens qu'en exécutant lui-même, par devers lui, une nouvelle opération d'encodage.

Le procédé qui permet d'en dire plus a pour terrain de choix le langage érotique que l'on sait soumis à une vaste zone d'inhibition qu'une telle délégation de l'encodage permet de contourner. Le sexuel évoqué n'est pas énoncé, et ce qui touche de près à la pulsion est livré sous forme d'un discours « innocent », à charge pour le destinataire de réemployer ces matériaux et de recomposer le message par substitution et déplacement.

En conclusion, il apparaît que le problème des inhibitions linguistiques ne se résume pas à la notion, au demeurant simpliste, d'un antagonisme direct entre la parole, qui est une acquisition culturelle, et la pulsion, qui « *n'est littéralement qu'un morceau de nature.* »

Si l'encodage des mots et des phrases paraît en cause, il est remarquable que l'antagonisme se situe dans l'opposition des fonctions de sélection et de combinaison, et non dans une opposition première entre objet linguistique et objet extralinguistique.

La parade comme "méta-trope"

Dans la parade amoureuse, on peut considérer que les unités linguistiques sont appelées à faire sens différemment de leur signification première. Néanmoins, dans cette scénographie singulière, le sens implicite est perçu par tous, comme un lieu commun. C'est le cas du dernier verre que l'on offre et qui signifie tout autre chose qu'une invitation à se désaltérer.

Considérant l'aspect rhétorique, nous parlerons de *tropes communicationnels* qui apparaissent de manière généralisée, la parade amoureuse constituant d'ailleurs elle-même un trope général, un « méta-trope » pourrions-nous dire, en ce sens que les comportements linguistiques préludent à l'acte *possible* et le conditionnent étroitement. Passés les temps de reconnaissance verbale (la « drague ») et même dans la période qui précède l'acte sexuel convenu et consenti, les partenaires jouent sur les stéréotypes. « Les choses » ne peuvent encore se dire ouvertement. L'inhibition à employer des termes crus peut persister par delà l'engagement physique, à moins que l'emploi de ces termes soit stéréotypé au point de devenir un « implicite codé » ; on pense ici à certains usages linguistiques d'approche des milieux libertins, mais aussi aux couples constitués (cf. les *catleyas* cités plus haut) même établis de longue date. Ces derniers ont souvent constitué entre eux un rituel, souvent minimaliste, mais pas moins nécessaire[18].

Dans tous les cas, les partenaires sous l'emprise des pulsions qui les animent ne peuvent en parler de manière intime, subjective. Le recours impose quelques stratégies

---

[18] En ce qui concerne les rituels conventionnels, ils reposent sur un *implicite codé* qui fait que l'on utilise un trope en faisant comme s'il n'y en avait pas, un peu comme si les participants de l'échange prenaient une métaphore au pied de la lettre sans être dupes du « vrai » sens mais en ne l'explicitant pas (ex : prendre un dernier verre = proposition à rejoindre l'appartement pour un rapprochement physique). L'usage n'est pas « direct » mais repose sur une rhétorique à la fois claire pour les participants mais non explicitable (l'amoureux éconduit pour être pressant pourra toujours arguer de sa bonne foi et plaider le malentendu).

d'accès à la réalité sémiotisée : stéréotypie ou humour. Ajoutons que la négociabilité assure ici la précaution, voire la réversibilité, dans les « transitions » délicates (« *Pas du tout ! Mais je ne voulais pas dire cela* » entend-on alors).

En ce sens, ces tropes communicationnels tiennent à un phénomène plus large qui prépare une sortie de parole qui s'opère graduellement :

- de la parole normale, non encore impliquée...

- à la parole à double sens (implicite codé) et soumise aux effets de l'inhibition langagière, pour une période durant laquelle les protagonistes ont à se dépouiller du bouclier symbolique comme ils auront, le moment venu, à se défaire du bouclier vestimentaire.

- enfin « sortie de la parole » : effacement de la langue au profit d'autres manifestations de nature vocale que nous allons voir dans le chapitre suivant.

2. Les manifestations vocales et verbales pendant l'acte sexuel

Désactivation de la chaîne signifiante

L'érotisme, on vient de le lire, ne passe pas sans contrainte dans nos échanges verbaux. Des inhibitions perturbent le « circuit de parole » qui engendrent des obstacles intransgressibles tant est forte l'exclusion réciproque de l'acte corporel et de l'énonciation. Observatoire privilégié des phénomènes de langage, la sexualité humaine devrait en retour enrichir nos connaissances des acquisitions de la linguistique.

On observera en premier lieu que l'acte sexuel engagé constitue en lui même une forme de communication entre les êtres, une communication active qui motive et anime les partenaires, et où chose communicante et chose communiquée, ressortissant dès lors l'une et l'autre au réel, ne peuvent plus être distinguées. Il en résulte une inhibition du verbe singulièrement forte en cet instant où la personne ressent impérativement le besoin de l'autre. Cela fait partie de l'expérience humaine la plus banale, mais constitue aussi une énigme trop peu interrogée par les chercheurs.

Il est vrai que parées du voile obscur de la pudeur et entourées de solides tabous, les productions langagières accompagnant l'acte sexuel sont difficiles à étudier et en premier lieu à collecter, en vue de former un document d'étude. Malgré leur banalisation, précisons pour le lecteur que les oeuvres pornographiques ne sont d'aucun secours. Le son y est post-synchronisé. La mise en scène préparée suppose un minimum de maîtrise et non un lâcher prise naturel. Dans le meilleur des cas, il s'agit de bonnes simulations.

Présentation du corpus

Le corpus que nous présentons est composé d'enregistrements audio réalisés par des participants volontaires qui ne sont pas des professionnels de l'érotisme. Onze couples hétérosexuels francophones ont ainsi apporté, en connaissance de cause, leur contribution bénévole et informée sous la forme de dix-neuf séquences. Aucun n'a déclaré avoir été gêné par la prise de son, au demeurant fort discrète et réalisée par ses soins. A la différence des productions langagières de la parade amoureuse, l'enregistrement des données sonores accompagnant l'échange physique n'a donc pas suscité d'obstacle.

Si chacun a livré son « style » au même titre que sa voix, la stéréotypie des documents ne surprendra pas le lecteur. On notera aussi la réduction de notre présentation. Ceci tient aux difficultés de noter l'infraverbal et les silences qui sont prépondérants dans ces observations.

Les phénomènes que nous allons rapporter sont concomitants de « l'acte de génération » à l'exclusion de paroles et gestes préliminaires qui ont pu le précéder et l'induire. Nous les situerons donc au deuxième moment d'un scénario qui en compterait trois.

Le *premier*, examiné précédemment, est celui où se négocie une « sortie de la parole » (la « parade amoureuse » dont le dévoilement du contenu verbal à des tiers est toujours refusé).

Le *troisième temps* serait celui du recouvrement de la parole, la jouissance étant acquise.

Entre ces deux temps se situent les manifestations dont nous proposons l'analyse. C'est le moment de l'accouplement engagé et de la pénétration. Les rythmes respiratoires se modifient et l'orgasme se profile. C'est aussi l'instant du « lâcher prise », distingué comme « *mode proche de la distance intime* » et où *E. T. Hall* repère notamment *une baisse des phénomènes verbaux au profit de « manifestations vocales involontaires*[19]. » Précisons que ces trois temps ont des frontières perméables et que, dans les enregistrements audio, ils ne sont distingués qu'en fonction de la sortie de la parole.

Les manifestations vocales et verbales observées

Les manifestations observées se sont avérées plus fréquentes et plus diverses chez les sujets du sexe féminin. Si aucune ne semble réservée à l'un d'eux, les hommes s'en tiennent quasiment toujours aux simples halètements, alors que leurs partenaires occupent en général une plus large étendue de la gamme des productions.

Nous trouvons dans tous les enregistrements :
- des silences, dont la place est prépondérante ;
- des signes audibles d'accélération respiratoire ;
- des souffles vocaux (l'expiration laryngo-trachéale est vocalisée en [o], [a] ou [œ] ou phonème hybride) ;
- des gémissements faibles et couinements (« petits cris aigus » selon Larousse) ;
- des interjections[20] plus ou moins fortes (« oh » « ah » clairement articulés) ;

[19] Hall E. T., 1971, *La dimension cachée*, éd. du Seuil (trad. française).

[20] *Le Littre* donne en première définition : « *Terme de grammaire. Partie du discours qui exprime les passions, comme la douleur, la colère, la joie ; mot que l'on*

- des cris et hurlements (hors unités lexicales) ;

- des « oui » (qui ne sont pas des réponses mais fonctionnent comme des interjections).

Tous ces phénomènes connaissent, d'un participant à l'autre - mais aussi chez la même personne - des variations de durée, d'itération, de liens (productions séparées par des silences ou liées), d'intensité (volume, phénomènes de *crescendo / decrescendo*) et de tonalité (aigu / grave). Ils sont fréquemment combinés entre eux. Ainsi, un gémissement peut-il devenir un hurlement avant de se transformer en souffle sonore...

Plus rarement, et toujours accompagnés des phénomènes précédents, nous relevons :

- des « non » (fonctionnant comme des « oui » et leur étant parfois combinés) ;

- une gamme peu variée de locutions incitatives (« *vas-y* », « *encore* », « *continue* », etc.) ;

- des commentaires du ressenti (« *je jouis* », « *c'est bon* », etc.) ;

- des locutions ou des mots « grossiers ».

Les « non » et les paroles d'incitation sont, dans notre corpus, exclusivement d'origine féminine. Les mots « grossiers » et commentaires, souvent vulgaires, du ressenti sont mixtes, avec cette différence que les hommes commentent plutôt le ressenti supposé de leurs partenaires alors que celles-ci semblent exprimer leurs propres sensations. Enfin, nous avons noté chez un sujet féminin des appels incantatoires caricaturaux : « *Mon Dieu !* » et « *Maman !* ».

---

jette, qui s'élance, pour ainsi dire, malgré nous, et que les passions nous arrachent ». Nous nous en tenons à celle-ci.

Les unités de la langue tels les commentaires, les locutions incitatives, les incantations, sont rares si on les compare aux unités purement vocales qui sont constantes. Elles ne représentent que 3 % du corpus total, avec une variation de 0 à 7 % selon les participants. Ces unités étant généralement criées, leur signification première paraît être atténuée par leur répétition rapprochée, par le mode vocal d'énonciation qui prédomine largement et par la stéréotypie. Un sujet féminin a pu être interrogé à leur propos. La personne précisa qu'elle ne savait pas ce qu'elle disait dans ces moments et que « *cela était interchangeable, juste pour se décharger* ». A l'audition de la bande sonore, elle dit ne pas se reconnaître.

Répartition des manifestations pendant l'acte

La notion de « sortie de la parole » appelle quelques précisions. Sous cette expression, nous entendons la suspension de tout discours articulé, la chute d'une énonciation chez tous les participants quels que soient les profils. Globalement, l'analyse des enregistrements met à jour une répartition régulière des productions vocales et verbales de substitution.

Un *premier temps*[21] signe cette sortie de la parole ; c'est le moment où les phénomènes vocaux (non verbaux) prennent de l'ampleur et représentent la quasi-totalité des émissions sonores.

Un *second temps*, qui correspond à une accélération de la participation corporelle, voit ces phénomènes s'accentuer et être accompagnés des « oui » dont nous avons dit qu'ils ne

[21] Les trois temps que nous décrivons ici s'inscrivent dans le deuxième moment présenté en début de chapitre.

constituaient pas des réponses à des échanges verbaux. Là prennent place de laconiques paroles d'encouragements exprimées par certaines femmes. Le *crescendo* accentue les halètements ainsi que les cris qui ne correspondent pas à des signes de la langue. D'éventuels commentaires du ressenti et des mots grossiers jouent de concert avec de brèves paroles incitatives, parfois indicatives (« *plus vite* »), mais à l'exclusion de tout dialogue entre les partenaires. On ne s'étonnera pas de l'étroite concordance entre les processus physiologiques en cours et les productions sonores qui sont largement dépendantes du rythme et de l'amplitude respiratoire propre à l'action coïtale.

Un *troisième temps* précède l'orgasme[22]. Il voit disparaître de nouveau tout signe linguistique au profit des halètements et de manifestations purement vocales.

La résolution de cette acmé par une *phase d'inactivité* sexuelle et de silence constitue une sorte de distanciation avant le retour d'une énonciation « courante » et l'entrée dans la période dite « réfractaire », au moins chez les hommes. Les productions vocales ou verbales de nos enregistrements sont évidemment dépendantes de la dynamique corporelle aussi longtemps que celle-ci est soutenue.

L'étude a montré la *récurrence* de la répartition que nous venons d'exposer et que nous pouvons résumer dans cette successivité :

- activité de langage ;
- « sortie de la parole » ;
- émissions sonores non verbales ;
- occurrences d'unités du code ;
- phénomènes purement vocaux (hors unités du code) ;

---

[22] Pour simplifier la présentation, nous considérons que les partenaires sont relativement synchrones, ce qui dans ce corpus est généralement loin d'être le cas.

- silence et inactivité physique ;
- retour à la parole.

Statuts des différentes productions

La particularité première de ces productions concerne la prédominance de l'aspect vocal sur l'aspect verbal, principalement affecté par l'inhibition. Cela s'observe d'abord :

- sous le mode *quantitatif*, les expressions uniquement vocales (ne correspondant pas à des unités lexicales de la langue) constituent une large majorité du corpus ;
- sous le mode *qualitatif*, les trois temps du deuxième moment rendent compte d'une sortie de la parole par paliers : d'abord, traduisant l'énergie de la voix, le souffle s'intensifie et devient audible ; ensuite, continuant son *crescendo*, il est entrecoupé de mots au statut particulier ; enfin, il cède la place à des cris non articulés.

L'occultation du mode verbal se remarque jusque dans les unités signifiantes du code, cependant énoncées mais qui apparaissent privées de sens, « désémantisées ». Le « non », par exemple, n'apparaît pas en réponse à une question et peut souvent être échangé avec un « oui ». Le « oui » apparaît en concurrence avec des interjections dépourvues de signification en langue (« *ah* » et « *oh* »). Il n'est pas une réponse à une question verbale. Les incitations, les commentaires du ressenti, les mots grossiers sont souvent exprimés sur le mode d'exclamations.

Une expressivité vocale

L'effacement de l'aspect verbal ne doit pas dissimuler que la substance vocale, loin de n'être qu'un matériau inerte, recèle une expressivité propre. Nous sommes donc confrontés à son pouvoir expressif qui prend le pas sur le verbal. Il en occulte la signification au profit de son essence première : la manifestation d'un émoi dont le corps porte trace et qu'il manifeste au dehors. C'est donc du corps qu'il s'agit, et de ses transports qui trouvent une transposition dans le souffle laryngo-trachéal devenu voix. Dans le même temps, si les séquences centrales sont encadrées de phases qui laissent une place à quelques énoncés, nous constatons la totale éviction de ceux-ci aux moments les plus actifs de l'interaction physique. Cris, gémissements, silences, halètements, signes sans référents, comme réduits à des enveloppes sonores... le paradigme se déroule et l'on serait tenté de parler ici de phénomènes infra-verbaux ne renvoyant qu'à la matière vocale qui a cependant vocation de porter le verbe. Cette matière s'avère être bien plus encore, portant et transmettant depuis la chair le message de son émoi. Ceci étant, nous verrons plus loin quelles ambiguïtés peuvent se dissimuler dans des substitutions, en vérité réciproques, du verbal au vocal.

Mais, objectera-t-on, ces productions sonores sont-elles spécifiques de la sexualité et plus précisément de l'accouplement ? Assurément non, si ce n'est par leur enchaînement qui est caractéristique. On admettra sans mal que certaines inhibitions verbales, certaines manifestations vocales telles que décrites ci-dessus s'entendent, isolément certes, mais peu différentes dans des circonstances éloignées de l'érotisme. Les points communs apparaissent au travers d'expressions *qui se passent du code de la langue* et soulignent pareillement le corps qui la sous-tend. Dans tous les cas observables (et qui seront examinés plus loin), c'est bien le corps qui est en question, un corps qui n'est pas simple chair mais lieu de génération et d'inscription, où se croisent les pulsions, avec les émotions qu'elles suscitent.

Le *geste phonique* nous interroge par sa nature. Il s'agit d'un jaillissement vocal motivé ici par l'effervescence érotique et par l'émoi qu'elle engendre. Un lien du cri au corps se dessine alors qui fait du premier une modalité d'expression du second.

Des « *mots sans signification* » surgissent dans l'interaction sexuelle ; ceux qui apparaissent hors sexualité à l'occasion d'une émotion soudaine sont évidemment autres, mais ont en commun une perte de la signification du signe.

Quant aux *silences* contraints (ni volontaires ni consentis) ils sont loin de vouloir dissimuler la pensée, le sujet ne pouvant rien énoncer. Remarquons qu'ils peuvent perdurer plusieurs années dans le cas d'un événement sexuel, surtout s'il a été traumatisant.

Manifestations purement vocales, unités du lexique dé-sémantisées, silences contraints constituent ainsi le paradigme de l'expression émotive infra-verbale caractéristique de la sexualité mais ils n'en sont pas spécifiques. Ces phénomènes à la conjonction du psychologique et du somatique reposent sur ce que l'on a appelé la « matière vocale ».

Un langage sans langue

Il est conforme à l'esprit du temps de rechercher si les expressions désignées comme « *infra-verbales* » chez l'adulte et durant l'activité sexuelle ont un précédent dans la vie humaine, en particulier lors des premières productions vocales. Données chez le nourrisson comme « *des cris, des pleurs, des sons végétatifs et réactionnels de malaise et d'inconfort*[23] », elles sont volontiers considérées comme les décharges d'une tension, en lien avec émois et jouissances ressentis dans les

[23] Boysson Bardies B. de, 1996, *Comment la parole vient aux enfants*, éd. Odile Jacob.

expériences premières de la vie. Peut-on alors en appeler à un supposé caractère « régressif » de l'émoi sexuel bien que l'enfant n'ait pas activé sa physiologie sexuelle ni son statut de sujet ?

Concrètement, les manifestations vocales et verbales qui surviennent chez l'adulte pendant l'intimité sexuelle paraissent toujours s'accompagner d'une vague émotive confirmée par des critères biologiques incontestables.

Du point de vue *phonologique*, nous pouvons les distinguer selon deux catégories :

- la première réunit les *phénomènes vocaux* : souffles sonores, gémissements, cris et hurlements, etc. A tous âges, associées au ressenti corporel, ces productions accompagnent l'éradication d'une tension trop intense, processus qui est source de plaisir selon la vision freudienne. Ce point de vue mérite d'être cité puisque, appliqué à l'étreinte sexuelle, il rendrait compte d'un « repli » voluptueux vers des productions archaïques.

- la seconde catégorie concerne ces *éléments verbaux* décrits comme des unités de la langue qui ne sont pas prises dans un échange langagier (le « *oui* » qui ne répond pas à une question posée). Ici encore se profile un rapprochement avec certaines productions préverbales de l'enfant chez qui les premiers mots « *sont employés sans permanence référentielle, de façon polyvalente*[24]. »

Sous ce biais, la question se pose d'une régression expressive à des stades précoces de plaisir infantile, alors qu'entre-temps la langue a été acquise.

1. Un locuteur peut-il « oublier » un temps le fonctionnement du signe au profit des expressions premières et des sons réactionnels ? Le phénomène n'est

[24] Tabouret-Keller A., 1997, *La maison du langage. Questions de sociolinguistique et de psychologie du langage*, éd. Presses Montpellier III.

peut-être pas un oubli mais il est assuré que le locuteur ne dispose plus librement de ses capacités de parole. La lacune linguistique observée laisserait-elle libre cours à une expressivité plus archaïque ? Cette éventualité n'est pas exclue, étant bien entendu que les acquisitions et les apprentissages ultérieurs n'éradiquent pas obligatoirement les réflexes vocaux préexistants.

2. Sur une vague émotive toujours présente, il semblerait acceptable que l'on retrouve ponctuellement chez le sujet parlant adulte des modalités expressives vocales et verbales approchant celles de l'enfant, le tout issu des mêmes structures anatomo-physiologiques.

Toutefois deux phénomènes plus complexes s'enchainent qui confèrent son caractère si particulier à l'inhibition linguistique, au centre de notre étude :

- Le premier est l'altération du rapport sémiotique.
- Le second, qui n'est pas sans lien avec les processus régressifs que l'on vient d'évoquer, est la confrontation de l'être linguistique à l'univers préverbal.

L'altération du rapport sémiotique

Par analogie avec certaines productions sonores de l'enfant préverbal, on peut rapporter à une telle altération la perte de signification et la lacune linguistique ici constatées chez l'adulte : le signifié n'est plus lié au signifiant par un rapport interne à la langue. Dès lors, les expressions vocales ne peuvent plus être considérées comme des signes linguistiques dont la définition repose, depuis Saussure, sur cette dualité (étant précisé que signifiant et signifié appartiennent à des ordres différents et obéissent à des prédicats logiques distincts).

On sait que dans la rencontre corporelle l'un et l'autre partenaires se motivent par des conduites d'appel qui, par le regard, les gestes et les mots, les caresses physiques et verbales, sont des messages de plaisir et aussi *déjà du plaisir*. Ainsi c'est dans le champ du *réel* que le scénario amoureux, générateur d'une lacune linguistique, tend à tisser une intense communication. Si la rencontre de la personne de l'autre a nécessité l'usage de la parole, une communication sensorielle, voluptueuse et hors langage vient bientôt occuper le rang privilégié. Dès lors ces actes pulsionnels qui appellent et signifient le plaisir, qui influencent en profondeur la réalité interne des protagonistes, peuvent être tenus pour des actes de communication, mais d'une communication *qui ne nécessite aucun substitut symbolique* et se voit confondue avec le plaisir lui-même.

Le motif de l'inhibition linguistique paraît dès lors résider dans ce fait précis que ces actes de communication, générateurs de la jouissance, sont l'expression d'un *statut relationnel direct au réel*. Autrement dit : substance communiquée et substance communicante sont confondues et ne peuvent être distinguées. Les actes communicatifs se substituent aux unités signifiantes ce qui rend impossible la conversion d'une expérience réelle en une expérience langagière. Ceci, valant pour une confusion signifiant / signifié, supprimerait toute efficacité sémantique.

C'est donc à la compétition de ces systèmes qu'on peut imputer l'abolition du sens et la lacune linguistique caractéristique de l'acte sexuel. Il advient que sont supprimés les symboles et les signes le temps de l'acte, et donc toutes les idéologies (selon les vues d'Althusser), toutes les constructions de savoir (selon celles de Foucault) qui sous-tendent la langue, tandis que pour Lacan « *la femme n'existe pas* », ce qui de façon lapidaire, et conforme au sexisme freudien, exprime la dé-sémantisation de la réalité durant l'échange érotique au bénéfice d'une relation au réel.

Nous voyons se placer au point focal de notre étude une sortie de la parole correspondant à une inhibition de l'énonciation, mais laissant disponible un degré élevé de vigilance mentale. Cette sortie de la parole est en lien avec un mode d'expression issu d'une relation non symbolisée, ce qui est à exprimer étant pris dans une connexion immédiate avec la matière sensible et les formes expressives ne pouvant être circonscrites dans le système de la langue.

Le face à face avec le non-symbolisé

Ce processus est loin d'être innocent. Si la réaction inhibitrice tire son origine d'une compétition entre les systèmes de communication, une emprise émotive surgit, sous-jacente, constante, dont attestent aussi bien la prévention pudique vigilante et omniprésente, que les données de la clinique sexologique et de l'anthropologie. Cette vague émotive constitue un événement très singulier dont il convient de rendre raison.

Nous formulons l'hypothèse que, dans la rencontre sexuelle, cette emprise est la *conséquence* de la lacune linguistique et non la *cause,* comme cela advient dans la vie courante lorsqu'un émoi inattendu retire toute expression à une personne.

Le processus se déroulerait alors en deux temps :

- la compétition des ordres de communication, ci-dessus évoquée, met en suspens le langage, la lacune linguistique résultante valant pour une *désactivation de la chaîne signifiante* ;

- cette désactivation expose le sujet à une abolition temporaire des représentations symboliques, phénomène qui le précipite vers une confrontation avec l'univers prélinguistique. Tout laisse penser que ce face à face, pour un être doté de parole, est un processus à rebours, ambigu et violent, et qui ne va pas sans la résurgence potentielle de craintes archaïques. En cette réviviscence, il faut donc voir l'origine d'une crise chargée de terreurs culpabilisantes.

a) La désactivation de la chaîne signifiante...

Prélude à l'accouplement, la suggestion érotique par le verbe, le geste, la galanterie... sollicite d'abord un être linguistique mais interpelle en lui l'être sexué désirant et corporellement sensible. Le rituel bien établi de la parade amoureuse s'adresse avant tout à sa réceptivité sexuelle, mobilisant ses pulsions. Comme nous l'avons avancé, cela concourt à dissoudre le bouclier symbolique qui dans les conditions ordinaires de la vie distancie le réel mais ferait ici obstacle à la connivence érotique s'il était maintenu. L'engagement dans un ordre de communication non linguistique conduit à laisser s'inscrire dans « *son corps tous les signifiés interdits* (que la langue) *avait pour fonction de refouler*[25]. »

On voit dès lors se nouer le processus par lequel la sexualité s'inscrit dans l'histoire culturelle de l'humanité : le dérobement des facultés de langage contient toutes les conditions d'une *mise hors-la-loi.* Avec cette suspension temporaire des compétences linguistiques, c'est « *de l'intérieur* » que la loi fait brutalement défaut, dans la mesure où la langue elle-même est le lieu de l'interdit, *la forme absolue de la Loi*[26], cela, entre autres, expliquant la vigilance pudique propre à l'humain, esquive préventive de ce flagrant délit que serait l'exposition à la scène sociale.

On peut donc conclure que :

---

[25] Henaff M., 1977, « Tout dire ou l'encyclopédie de l'excès », dans la revue *Obliques* consacrée à Sade, n° 12/13.

[26] Henaff M., op. cit.

- la compétition entre acte de parole et acte corporel (suscitée par le processus pulsionnel) renvoie inéluctablement le sujet désirant vers un univers prélinguistique, la singularité de la rencontre corporelle résidant en cette désactivation de la chaîne signifiante dans laquelle le sujet est normalement représenté.

- cette suspension de la langue conditionne l'expérience de la confrontation voluptueuse avec le réel pendant l'accouplement non sans exposer à une mise « hors la loi » inscrite dans les histoires culturelles des sociétés humaines.

b) ... et la réactivation de l'univers prélinguistique

En résumé des lignes ci-dessus, bien plus que la matérialité d'un acte physique expression de désir et de tendresse, la suspension du symbolique renvoie l'être à quelque résurgence archaïque par laquelle il rejoint la sphère préverbale hantée par quelque « *masse informe de libido incestueuse*[27] . »

La porte est ouverte aux fascinations enchantées, préoedipiennes, préverbales, mais également honteuses et culpabilisantes, voire exclusives à la mesure des acquis, par le petit homme, de ses capacités de langage. Cette culpabilité appartient bien moins au commerce sexuel de l'adulte qu'à la contiguïté incestueuse resurgie de l'enfance lointaine.

Quels que soient les avatars de la communication sexuelle qui, avec le temps, dans un couple stable évolue dans son intensité émotionnelle, la faute latente ne résisterait jamais si la capacité linguistique n'était affectée. Cette faute n'existe d'ailleurs qu'en conséquence de la sortie de la parole et de son corollaire, la « confiscation du symbolique » dont nous avons parlé.

---

[27] Henaff M., op. cit.

Peur et séduction originelles, réactivées et présentes, ne peuvent que retourner contre la personne elle-même le contexte émotif qu'aura généré son agir corporel en se soumettant à la pulsion, au désir et aux lois de la nature. Mais c'est dans le *dérobement du langage* que le lien entre *pulsion* et *culpabilité* trouve son origine directe.

On sait à quel point ce lien est lourd de conséquences. On peut lui imputer les constructions philosophiques telles que la césure platonicienne *corps / esprit* en fondement de la culture occidentale, ou encore les conceptions plus récentes qui avec le freudisme sont établies plus directement sur la culpabilisation du désir.

Cela vaut dans les apparences seulement et à un premier regard car ce n'est pas de la césure corps/esprit dont il s'agit, ni du conflit entre les pulsions et les représentations sociales. La culpabilité est d'abord auto-engendrée par l'occurrence d'une lacune linguistique et le face à face avec le non-symbolisé : elle trouve ses origines dans un phénomène de langage.

Regard clinique

D'un point de vue clinique, nous pouvons considérer autrement les mots « désémantisés » relevés dans certaines phases de l'acte sexuel. Certes, le contexte laisse peu de doutes sur l'aspiration à évacuer la validité sémantique, à se détacher du langage et à laisser s'épanouir vers le *réel* les bénéfices du mouvement pulsionnel. Mais, compte tenu de cet *au-delà du langage* et de la terreur potentielle mais voluptueuse qu'il peut faire surgir, des résidus de vocabulaire peuvent étayer une résistance partielle au lâcher prise ou des tentatives à lui échapper. Hors les cas de frigidité bien installée, cela est surtout perceptible, à travers des mots grossiers, des commentaires grivois ou disqualifiants, ou des exclamations de nos jours inattendues comme « *Mon Dieu* » ou « *Maman* ». On peut dans certaines limites considérer leur présence, sinon comme anormale, du moins comme parasite et les tenir pour une simple tentative de ritualisation protectrice.

Parallèlement, il faut envisager aussi l'éventualité de manifestations d'allure vocale anormalement « sur-sémantisées ». Nous visons par là certains effets sonores qui sous le masque de cris, halètements, gémissements... ne sont pas réellement l'expression de gestes phoniques spontanés mais plutôt des simulations quasi conventionnelles, plus ou moins délibérées faisant croire à un lâcher prise qui, loin d'être acquis, est plutôt repoussé. Elles témoignent au contraire d'une vigilance persistante qui éloigne de ce but.

Ces vocalisations valent en réalité pour du verbal. Leur signification est claire : compte tenu de l'enjeu et du contexte culpabilisant qui entoure la sexualité, surtout en Occident, certaines manifestations insistantes laissent faussement « entendre » au partenaire les preuves objectives du plaisir, alors que la personne est en difficulté psychologique pour y parvenir et dissimule ainsi une résistance frustrante.

L'opinion commune, comme l'expérience sexologique, montre que ces expressions sont d'autant plus abondantes et véhémentes que le sujet - en général féminin - est éloigné de sa jouissance. C'est le cas dans la classique « hystérie » des personnes frigides. Mais cela n'appelle pas toujours et nécessairement des manifestations spectaculaires. La résistance au lâcher prise peut être silencieuse et purement idéique, handicapant notablement le profit voluptueux. Remarquons que, côté masculin, outre les frigidités et certaines impuissances revêtant divers aspects cliniques, la question se pose plus couramment à propos des éjaculations prématurées. Pour partie ce trouble ne serait-il pas lié au besoin d'abréger autant que possible le temps du face à face avec une libido incestueuse ? En attesteraient les fantasmes de vagins terrifiants venant résonner dans l'esprit comme les portes d'un Enfer où il n'est pas bon de s'attarder.

Si donc le symptôme de l'éjaculation précoce peut apparaître comme une conduite d'esquive (à côté d'autres dysfonctionnements sexuels), on peut considérer, sur le versant féminin, les intrusions verbales ou pseudo-vocales comme un voile verbal ou un rituel préventif ou, *a minima*, un comportement d'atténuation de la « confiscation symbolique » génératrice potentielle d'une terreur préoedipienne, rançon du lâcher prise érotique.

Confiscation du symbolique et histoire culturelle

Leur plaisir acquis dans une sortie de la parole, les partenaires n'auront pas échappé à cette vacance de signifiants qui est une condition de la jouissance amoureuse. De ce vide linguistique, de cette incursion hors symbole et donc hors la loi, les effets ne sont jamais innocents. Il serait faux de croire que la force culpabilisante est réservée aux personnes victimes d'agressions ou de leur propre pudibonderie.

Si nul ne se perçoit coupable de l'amour consenti, la faute subsiste, consubstantielle au plaisir du sexe. Dès l'instant où l'humain en appelle au corps et à la personne de l'autre, l'accomplissement ne peut esquiver un antagonisme qui ouvre nécessairement sur une zone d'inhibition de la langue et donc sur un espace non symbolisé.

Quel humain peut conjoindre dans l'instant ces deux nécessités que sont parler et jouir ? Tout entier dans la conviction qu'il défiait le Divin, ce patient en crise psychotique ne s'y trompait pas, qui affirmait vouloir atteindre l'extrême de lui-même en « *continuant de parler pendant l'orgasme* ».

Mais quelque oeil intérieur est toujours présent qui censure un plaisir dérobé au Verbe. Oeil Divin, bien sûr, depuis les origines, oeil maternel naguère, dit-on, mais dont le témoignage est apparu dans nos enregistrements. Combien plus fréquent et plus étonnant, en cette époque dite « libérée », l'oeil conjugal qui, au dernier moment, fera parfois échouer une aventure débordant de désir[28].

Sous l'angle des religions, on pourra convenir que la culpabilité de cette régression prélinguistique s'impose à l'homme de par les lois de la nature et n'est pas conditionnée par son vouloir (si l'on écarte les prescriptions contre nature d'abstinence sexuelle). L'inéluctable surgissement du sentiment fautif résulte directement de l'agir corporel dans l'accouplement et dans ses prolongements psychologiques. En conséquence logique, les termes scripturaires de *Faute* ou de *Péché Originel* spécifient sans ambiguïté que le pouvoir de rachat qui légalise cette faute n'appartient pas à la créature mais au seul Créateur.

Ceci nous amène à une réflexion sur le récit biblique des origines où l'on voit se structurer les rapports de l'être au cosmos et au social (à travers les règles de transformation de la nature : abandon de la cueillette, travail des hommes en société[29]), mais aussi et d'abord les rapports à soi-même

---

[28] Un rapport présenté au congrès de Stockholm de la Société européenne de cardiologie indiquerait que 91% des décès survenus lors de rapports sexuels sont consécutifs à des rapports extraconjugaux, « *soit avec une prostituée (la minorité), soit avec un(e) partenaire non habituel(le)* ». L'étude met en évidence le fait que le rapport sexuel a exacerbé un trouble cardio vasculaire. « *Pas mal de spécialistes considèrent, en fait, que le coupable est à rechercher du côté du feu d'artifice émotionnel qui accompagne l'acte. Une excitation manifestement plus vive, plus stressante, lors d'une relation avec un partenaire occasionnel...* » (source : *La Dernière Heure*, 09 mai 05).

[29] Il faut certaines outrances naïves du puritanisme outre-Atlantique pour imputer l'interdiction de cueillir le fruit défendu à une substitution

s'agissant de la sexualité. Il est remarquable qu'un problème que l'humain n'a pas pouvoir de légaliser rencontre sa thérapeutique par le seul procédé applicable que propose la Genèse : la dramatisation par anticipation à tout débat intérieur d'une faute collectivement partageable.

On ne sera pas surpris que, plus que le mystère des Origines, le thème du péché originel a marqué notre culture.

---

volontaire et pudique de la pomme à la *banane* jugée obscène par sa forme ! Il s'agit plus scientifiquement du passage d'une économie paléolithique de cueillette et de chasse à une économie néolithique où l'homme devient activement producteur de sa nourriture par l'agriculture et l'élevage.

3. Des silences, des cris et des hurlements

Les dérobements du langage ne se produisent pas que dans la seule vie sexuelle où ils sont apparus comme une condition des réalisations pulsionnelles ou, simplement, une condition du plaisir. Dans la vie de tous les jours, de façon plus anodine, l'expérience vient témoigner de l'incompatibilité entre le verbe et le ressenti corporel et/ou émotif. Il est arrivé à chacun de perdre ses mots, sous le coup d'un émoi, lorsque aucune parole ne parvient à rendre compte d'une sensation intense ou inattendue. La langue est inefficace dans l'expression d'un état affectif soudain et le concept même de signe linguistique suppose une pensée déjà organisée. Assurément, un état affectif peut toujours devenir lui-même objet de pensée et de langue et la faculté de symboliser un événement par les moyens du verbe, en pensée ou en parole, rend compte de ce phénomène essentiel appelé *détachement*. Les manifestations que nous allons étudier maintenant sont celles qui échappent à cette possibilité du langage, le temps que cela dure.

Des productions langagières impossibles et de celles qui échappent

Les grandes douleurs sont muettes, dit-on, et cela se distingue des cas où l'on retient ses propos face aux conventions sociales par crainte du jugement de l'autre, ou simplement parce que « ça ne se dit pas ». Notre étude a donc bien moins affaire avec quelque réaction morale qu'avec l'impossibilité soudaine d'énoncer ce que l'on a ressenti.

Reste alors le silence, auquel il faut joindre les râles, les cris, les gémissements, et même des mots, comme vidés de leur signification, autant de manifestations rencontrées dans l'émoi érotique mais dont le contexte d'apparition est évidemment absolument différent si l'on excepte la survenue constante d'une vague émotionnelle.

Nous devrons d'abord distinguer ces diverses modalités expressives avant de les considérer ensemble :

- parce que toutes manifestent un certain échec du langage : l'échec d'une énonciation qui ne peut aboutir ;
- parce qu'elles apparaissent lorsque l'être est surpris par une sensation physique violente ou par un ébranlement moral intense ;
- parce qu'elles témoignent d'un décrochement du code de la langue, soit que les signes linguistiques restent inaccessibles, soit que leur signification se trouve dévoyée.

L'anticipation émotionnelle : rester sans voix

Cela se présente dans les romans comme dans la vie :

> Je tremblais mortellement effrayé. Je ne pus que balbutier : «Qu'avez-vous ? ». Il me regarda sans parler ; quelque chose à lui aussi lui ôta la parole [...] Il me parut impossible d'en dire davantage tant ma gorge était serrée, tant mon cœur battait dans chaque parole [...] Pourquoi ne trouvais-je alors aucune parole ? Pourquoi me bornais-je à rester muet [...] Mon âme brûlait de lui dire un mot de consolation, mais ma lèvre tremblante ne m'obéissait pas. Stefan Sweig, *La confusion des sentiments.*

> La peur. L'inquiétude. L'angoisse. Des sensations que l'enfant ne connaissait pas. Il ouvrit la bouche pour crier « Papa ! » Mais aucun son ne sortit de sa gorge. Cizia Zykë, «Amigo » dans *Histoires de fous.*

> A coup sûr, on voulait la tuer [...]. Ne devait-il pas appeler au secours, crier à l'assassin ! Déjà l'appel allait sortir de son gosier, mais ses lèvres desséchées ne proférèrent aucun son. Ses nerfs étaient tendus par l'émotion, à peine s'il pouvait encore se tenir debout : dans son épouvante il chercha un point d'appui, une branche craqua entre ses mains. Stefan Sweig, *Brûlant secret.*

Qu'ont en commun l'étudiant, l'enfant effrayé, le personnage de Stefan Sweig, tous incapables d'énoncer la parole attendue ?

« *Les mots me manquent* », dit-on, ce qui ne veut pas dire que dans le silence rien ne se communique. « Débordement » pense-t-on à l'ordinaire : le silence se fait alors que, dans le bonheur ou le désarroi, il y aurait un excès à partager.

Mais qu'est-ce que cela : un événement générateur d'un émoi puissant qui ne parvient à s'insérer, au moins pour un temps, dans un discours sensé, un événement critique, soudain, source d'un affect puissant ? Que l'origine en soit sensorielle ou émotive, la réaction s'inscrit dans le corps, immobilise l'agir corporel.

Dans la soudaineté, l'acceptation d'un choc émotif dépend des moyens dont dispose l'être de l'accompagner sans délai de façon ajustée. C'est ici que la réaction spontanée, émotive et affective à cet événement *anticipe* le plus habituellement une réponse intellectuelle et raisonnée qui s'exprimerait par les signes de la langue. Autrement dit, la réaction non verbale, immédiate, anticipe une réponse émanée des savoirs et des connaissances, des capacités cognitives.

L'être corporel qui s'exprime alors n'est pas simple chair : il est lieu où se croisent les pulsions avec les émotions qu'elles suscitent, en dynamiques et traces qu'une langue, venue de l'extérieur, ne peut circonscrire ni articuler sans perte ni déformation.

Si d'ordinaire le système de la langue parvient à habiller tout cela, restent ces cas où ce système ne fonctionne pas. Se taire n'est pas la même chose que rester sans voix. Ces silences-là ne sont pas l'effet d'une volonté négative, mais d'une impossibilité qui frappe la personne. On doit remarquer toutefois que le sujet ne cesse de percevoir lucidement une crise dont il est incapable de rendre compte.

Après le temps du silence, un discours réapparaît sous réserve que l'affect sensoriel ou moral ait suffisamment décliné : la parole retrouvée donnera au sujet les moyens de transformer cette expérience.

Mais on sait aussi que cela peut durer : ici comme dans la vie érotique, après plusieurs années, le sujet peut demeurer incapable de verbaliser un événement dont la souvenance est précise. Cela témoigne d'une emprise persistante du contenu émotif sur la pensée consciente, preuve de sa puissance inhibitrice sur le processus d'énonciation.

Cris, râles et gémissements

Tel un acte réflexe, le cri apparaît comme une réponse psycho-vocale à quelque sommation excitative. Ce cri dont il est question n'est pas une parole et, bien sûr, n'est pas la voix renforcée qui veut intimider ou être entendue au loin. Il est une manifestation sonore soudaine qui échappe à la libre intention du sujet[30].

---

[30] C'est ce que montrent les définitions des dictionnaires qui le présentent comme « *arraché par la douleur, l'émotion* » (voici les agents pour le *Dictionnaire Hachette*) ou « *émis avec force par la voix de l'homme* » (cette voix, et non l'homme, est donc l'émetteur pour le *Larousse*).

Ainsi :

> C'était la mère, la Roque. Dès qu'elle aperçut Renardet, elle se mit à hurler : « Ma p'tite, oùs qu'est ma p'tite ? » tellement affolée qu'elle ne regardait point par terre. Elle la vit tout à coup, s'arrêta net, joignit les mains et leva ses deux bras en poussant une clameur aiguë et déchirante, une clameur de bête mutilée. Guy de Maupassant, *La petite Roque.*

> Saynète 1. Le bricoleur rate son coup de marteau qui termine sa course sur son index. Douleur. Les voisins entendent le cri, un hurlement qui n'a plus rien de mot, rien d'humain.

Ce simple cri, qu'il soit de joie ou de deuil, de volupté ou de douleur, est un jaillissement vocal inaccessible à l'arbitrage du vouloir ou de la raison. Il traduit le retentissement d'un affect qui peut être sensoriel ou moral. Nous approchons là une définition des premières productions vocales humaines.

Premier signe de la vie, le *cri* est l'expression conjointe de l'âme et du ressenti corporel. Chez l'enfant, le lien du cri au corps est donc plus qu'évident mais cette économie expressive connaît d'autres modalités. Le *râle* et le *gémissement,* à mi-chemin entre le silence et le cri, sont des souffles sonores moins énergiques, plus discrets et porteurs de quelques nuances. Ils sont mieux acceptés sur la scène sociale alors que, sauf dans l'amour, le hurlement n'échappe pas à l'anathème et à la culpabilité. Forme extrême de l'expression vocale, violant les codes linguistiques, il renvoie à l'être sans civilité et outrepasse la morale : « *Les hurlements sont, par contre, beaucoup plus incommodants,* [...] *et naturellement je me sens infiniment indigne de devoir ainsi hurler comme une bête sauvage...*[31] ».

---

[31] Schreber D.- P., 1975, *Mémoires d'un névropathe*, éd. du Seuil. p 250.

Les mots à la signification perdue

Saynète 2. L'automobiliste voit surgir, à quelques mètres face à lui, la camionnette en contresens, doublant dans un mouchoir de poche et se rabattant in extremis à toute allure. Stupeur. Hurlement puis flot d'injures violemment exprimées en défoulement cathartique.

Saynète 3. Le bricoleur rate son coup de marteau au profit de son index. Douleur. Les voisins entendent le « putain de merde » qui est si souvent de circonstance.

Qu'ont en commun, cette fois-ci, l'automobiliste qui a « paniqué » et le bricoleur maladroit ? Ils ont tous prononcé des mots, pris dans le code lexical certes, mais qui échappaient à une énonciation volontaire. Ici le signe linguistique est réduit à un *geste phonique* qu'on l'appelle juron, parole exclamative ou invocation.

La frontière est floue avec une énonciation plus conforme aux canons attendus de la prise de parole. Elle existe cependant et la ligne de démarcation est double.
Si la première caractérisation réside dans *la nature non contrôlée de ces productions*, une seconde apparaît avec *la perte de la signification des vocables employés.* On ne saurait dire qu'il n'y a aucun sens dans ces manifestations, au contraire : ces expressions traduisent un énervement, une peur, une joie... Mais nous sommes loin de la signification délivrée par le dictionnaire. Nul ne cherchera à décoder « putain de merde » en combinant les différentes significations (« prostituée faite d'excrément).

Une stéréotypie banalisante vient confirmer que « putain ! » et « merde ! » ne renvoient plus à leurs référents respectifs premiers mais à un état émotif et à rien d'autre qui puisse valoir pour une description...

Nous verrons plus loin que, pour certains vocables bannis de l'acte de langage, l'affect fait plus corps avec l'impudique qu'il exprime qu'avec la signification littérale du mot. Cette expressivité, qui reflète la situation dans laquelle ils surgissent, vient donc le plus souvent se superposer à la signification qu'ils véhiculent.

Enfin on ne peut omettre, parmi les mots « décalés », une forme d'interpellation aseptisée que l'on ne saurait qualifier de juron mais plutôt d'invocation exclamative : « Maman ! », « Mon Dieu ! », appels à une instance tutélaire, archaïque, bienveillante et omnicausale, telle qu'avant tout langage.

Qu'en dira-t-on ?

Dans tous les cas, nous sommes confrontés ici à des expressions qui échappent : des expressions qui s'échappent, d'abord, semblant jaillir du corps à la mesure de la tension, à moins qu'elles ne s'enfouissent dans le silence pour ne pas la trahir, des expressions qui échappent à la raison informée, ensuite, lorsque la personne ne les a ni souhaitées ni maîtrisées. Elles échappent surtout au désir de communication du sujet et, comme dans l'érotisme, peuvent même lui faire obstacle. « *Mais qu'est ce qui lui arrive ?* » dira l'entourage avant que la personne puisse s'expliquer, tant ces manifestations vocales en viennent parfois à anticiper durablement tout discours.

Il reste à observer que l'élaboration d'une représentation consciente, si elle est entravée, n'est jamais réellement absente : conscience de la sensation, conscience de l'émoi, conscience du bouleversement qui se traduisent par l'ébranlement du corps. C'est une donnée essentielle que la *sortie de la parole* dans un contexte émotionnel n'altère pas la conscience des événements même si cela n'aboutit pas à un mode de pensée articulé[32].

Du corps au langage : problématiques

Le constat de ces faits, connus de tous, croise certains questionnements sur les rapports entre l'expression linguistique d'une part, le ressenti émotionnel et l'agir corporel d'autre part. Nous observerons d'abord le caractère particulier et transversal de la voix, opposé à ce « *détachement* » qui conditionne le signe linguistique.

De la voix

Les différents phénomènes que nous venons de présenter mettent tous en avant la voix. Le silence en est la rétention (« rien ne peut sortir ») ; les râles et les cris en sont des manifestations brutes, primitives ; les mots employés au-delà ou en deçà de leurs significations sont réduits à leur substance phonique.

Est-il surprenant de constater que l'impossible usage de la parole – y compris dans l'expérience érotique[33] – n'indique pas forcément l'annihilation de la voix ?

Certes non, et nous en voyons l'explication dans le fait qu'entre l'événement ressenti par le corps et l'expression orale, la *voix* est un trait d'union naturel et spontané, tandis

---

[32] Pour le locuteur ; car la langue est un système abstrait que l'on trouve par exemple dans les dictionnaires, dont on ne connaît pas tous les mots, donc tous les signifiés préexistants...

[33] Mais la scénographie amoureuse n'a pas l'exclusivité de ces effacements verbaux. Ils existent dans toute forme d'affrontement physique telle la lutte, sportive ou non. Cette remarque pourrait paraître accessoire si elle ne soulignait que ce phénomène constant n'est pas spécifique de l'érotisme mais de la communication dans la proximité corporelle.

que la *parole* résulte de sa transformation par le biais d'une maîtrise énonciative soustraite aux impulsions émotionnelles.

En effet, la parole est certes un acte vocal, corporel à son origine, mais elle est *dénaturée* et activement transformée en phonèmes ; ceux-ci peuvent être énoncés en haussant le ton, mais ne sont plus des cris. Combinés entre eux par le pouvoir de l'intellection, ils formeront la face signifiante du signe conduisant à la réalisation syntaxique. Et l'on constatera que cette réappropriation culturelle des capacités vocales suppose un minimum de distance, pour un minimum d'emprise de la pensée sur l'affect sensoriel ou moral.

I. Fónagy[34] observe ce rapport à la lumière de la théorie psychanalytique des pulsions. Il fait un constat initial : le son de la voix est, à son origine, étranger à la langue. L'expression vocale est alors une forme, et ce n'est qu'au prix d'une transformation – en signifiants linguistiques – qu'elle servira à l'expression de signes. Mais cette forme n'est pas dénuée d'un certain sens. Pour comprendre cela, il faut se situer dans l'ontogenèse et observer une communication préverbale et prélogique qui correspond à un stade précoce de l'enfance. La voix est alors mue par la pulsion et/ou la tension intérieure en réaction à l'environnement qui commande sa production. Ce processus n'est pas dénué de sens, fût-il non conscient.

Ce type de communication « survit », écrit Fónagy, et reste articulé à la sensation se fondant dans le jeu sonore. Il en résulte que la voix reste porteuse d'un sens qui échappe à la conscience. Ce sens n'est bien sûr ni la signification en

---

[34] Fónagy I., 1970 (I) et 1971 (II), "Les bases pulsionnelles de la phonation", dans la *Revue Française de Psychanalyse*, n°34 (I) et 35 (II).

langue, ni la conscience d'une sensation exprimable avec des mots sensés telle que nous l'avons décrite plus haut.

La voix dans toute sa complexité

Elle est le trait d'union du corps à la langue, mais l'union ne s'opère qu'au prix d'une perte, d'une transformation, d'un abandon : il n'est permis qu'aux amoureux de roucouler et aux mourants de râler.

La voix reste aussi le lieu où se croisent *des* sens pas toujours compatibles : les significations, la sensation, les sens non conscients.

- matière issue du corps, *substance communicante*, elle en subit les humeurs et les états que le sujet peut percevoir et dont il peut avoir conscience.
- matière élaborée par l'appareil linguistique, elle devient *substance communiquée* : support de langue, parole permettant la construction et la circulation du sens.
- matière perçue au corps de manière archaïque, elle est investie comme lien primitif qui échappe à la vigilance du sujet, contribuant à certains modes non intentionnels de communication.

De la sensation au verbe : désincarner

Un retour en arrière sur les premières productions vocales de l'enfant se doit d'observer les composantes préverbales, au sein desquelles les pleurs puis les rires accentuent au maximum la communication empathique avec l'entourage.

Cela n'est pas étranger à l'état fusionnel reconnu dans le très jeune âge entre le monde extérieur et le monde intérieur. Mais fusion il y a, aussi, entre vie psychique et sensation corporelle, la première ne pouvant se détacher de la seconde.

L'expérience de la distance se met en place lorsque survient la distinction entre « intérieur » et « extérieur ». Cette expérience se développe avec la reconnaissance de l'objet qui peut être présent ou absent. Cette distance est source d'angoisse et, nul ne l'ignore, l'enfant sait y remédier efficacement par le cri qui, pour Annie Anzieu[35], n'est plus un simple pleur : « *La voix constate la séparation. Elle y remédie aussi* [...] *La voix de l'enfant, comme celle de la mère, remplit cette distance d'une possibilité réelle de contact* [...] *Bientôt, la voix sera aussi le complément spatial de la main*[36]. »

Au sein d'une évolution complexe, il convient donc de distinguer parmi les productions vocales appelées « cris » :

- les *cris végétatifs*, purement organiques, qui sont des réflexes somatiques et ne doivent pas être sous-estimés ; ces cris sont, si l'on peut dire, des ponts entre le corporel et le psychique en appel de l'objet ;
- de ceux qui remplissent plus précisément certaines fonctions vitales : *signaux d'appel*, de détresse et qui ouvrent à la distinction intérieur/extérieur... ;
- et de ceux qui sont *issus de l'acte imitatif* : c'est encore avec le cri qu'apparaît un autre type de comportement vocal qui ouvre sur son contraire et antagoniste, le comportement verbal ainsi qu'on va le voir.

Le nourrisson qui a faim tend ses mains vers le biberon et chacun l'a entendu se manifester par la voix. Par ce *geste phonique*, la mère perçoit l'*indice* que le bébé a faim. Dans cette configuration, le nourrisson est en position de patient

[35] Anzieu A., « De la chair au verbe » dans *Psychanalyse et langage* (ouvr. coll. sous la direction de D. Anzieu), Bordas, Paris.

[36] Auparavant, avant que le Moi soit suffisamment constitué, l'enfant ne peut, pense-t-on, surmonter l'angoisse qu'en anticipant mentalement l'objet - en l'hallucinant pour certains auteurs" - grâce à la trace psychique du réel manquant.

assujetti à la circonstance qui pourvoira (ou non) à ses besoins.

Nous sommes encore dans la fonction d'appel évoquée ci-dessus. Plus tard l'enfant, sa faim satisfaite, saura utiliser ce même cri pour un autre motif : celui de faire venir la mère. Ce comportement est l'usage détourné d'un acte corporel naturel, le cri, mais celui-ci dès lors a valeur de signe et n'est plus un indice. De ce qui était un geste phonique l'enfant fait une *forme signifiante* ; même s'il n'imite que lui-même, il produit un comportement actif visant à modifier intentionnellement le milieu qui l'entoure. Du même coup, *il se fait lui-même circonstance.* Ce revirement agent-patient est capital ; issu des capacités vocales, le début enfantin du langage sera organisé de façon de plus en plus imitative jusqu'au plein usage de l'*onoma*, du nom, du signifiant, en un mot de la parole, cette parole qui parfois manque ou qui échappe dans les conditions que l'on vient de décrire.

Cri et hurlement : les marques de la folie

Nous avons considéré jusqu'ici diverses modalités courantes du comportement vocal en dehors de la pathologie mentale. Mais il est clair pour le profane que le cri, comme son contraire le silence, est aussi la marque de la folie après avoir été, en d'autres temps, la plus sûre manifestation du Malin. Il est non moins vrai, pour le spécialiste, que le mutisme, le hurlement, les mots vides de sens, sont des symptômes qui recouvrent l'ensemble des psychoses.

L'hallucination est un signe linguistique

Il est malheureusement évident, malgré les avancées des neuro-sciences[37], que les processus de liaison entre les ressources psychiques et les phénomènes neuro-acoustiques sont actuellement parfaitement opaques au savoir. Quant au lien entre la « combinaison sémiotique », concept si important pour nous, et les « instances du psychisme », il est plus que jamais de l'ordre du mystère.

La seule démarche qui nous paraît valide consiste à retourner le problème et, malgré la fragilité des connaissances actuelles, à espérer que les manifestations psychopathologiques, interrogées par les sciences du langage, ouvriront un petit aperçu sur cette zone aveugle.

L'appel à ces disciplines paraît légitime si, en première démarche, on accepte l'idée simple que *halluciné, un mot demeure un signe linguistique,* et que l'on veuille en tirer les conséquences qui s'imposent.

Dans la majorité des cas, les phénomènes hallucinatoires sont décrits par le patient comme l'irruption de voix énoncées par un tiers, parées des critères d'une réalité indiscutée, même si elles ne passent pas toujours « *par les oreilles du corps* ». Elles affectent la conscience, emportent les convictions et argumentent la pensée discursive.

Sur ce constat de similitude, voire de compétition avec une réception auditive ordinaire - et c'est là notre deuxième démarche -, nous imputerons à ces voix le support d'une

---

[37] Et peut-être à cause de ces avancées. De riches études ont été faites par les linguistes sur les séquelles cérébrales des blessures de guerre. Le développement de l'électroencéphalographie a fait surgir de naïves illusions qui ont détourné les chercheurs d'une voie féconde au profit des illusions prestigieuses d'un matériel sophistiqué.

« combinaison sémiotique » structurée identiquement à celle des paroles normales, dès l'instant où les patients témoignent :

- d'une sensorialité indiscutable,
- d'un sens,
- d'une « puissance convaincante ».

Nous formulons l'hypothèse que cette « combinaison », pour fonctionner comme un leurre, ne saurait, en sa structure, être différente du signe linguistique, c'est à dire qu'elle est formée par la coprésence d'un signifiant et d'un signifié (soit le représentant du mot + le représentant de la chose) articulés autour de la barre saussurienne. A défaut d'une telle configuration, les hallucinations verbales affecteraient-elles la conscience ainsi qu'on vient de le lire[38] ? Notre hypothèse de travail - étayée par ces deux démarches - soutient que cela serait impossible.

L'idée d'une permutation des représentants respectifs de la chose et du mot n'est pas nouvelle et impliquerait la substitution réciproque du signifiant et du signifié.

Imputée au refus de la métaphore, la subversion des ensembles signifiants de différents rangs, directement reliée à la crise oedipienne, est théoriquement concevable. La répercussion de celle-ci jusqu'aux plus petites unités signifiantes affecterait donc le signe d'un retournement comparable[39].

L'hallucination résulterait ainsi d'un phénomène qui préserve la structure du signe saussurien mais inverse ses

---

[38] Certains troubles psychosensoriels n'affectent pas la conscience. On les appelle *hallucinoses*.

[39] Dans un ensemble cohérent, la modification de l'un des termes de la relation modifie la totalité des termes qui composent cet ensemble, toute transformation de l'un des éléments se répercutant sur le groupe tout entier.

éléments pour les exiler chacun dans une topologie de fonctionnement aberrante. Il reste à vérifier si, en présence d'une telle mutation, les bouleversements intrapsychiques dont témoigne la psychose hallucinatoire reflètent effectivement cette inversion. Dans le champ de ce travail, l'argumentation sera recherchée au niveau de l'interaction réciproque du vocal et du verbal.

Il convient d'observer que cette hypothèse est faiblement soutenue par des travaux récents. L'étude des productions *vocales* dans les troubles mentaux est actuellement délaissée au profit des productions *verbales*, assurément plus nobles et données comme plus riches de promesses pour le clinicien. Cependant, les temps ne sont pas éloignés où le cri faisait ordinairement cortège à la folie. En atteste celui d'entre nous qui a le privilège d'avoir oeuvré dans les établissements spécialisés avant l'introduction de la chimiothérapie. Par les vertus des neuroleptiques, les hurlements ne s'entendent plus de nos jours mais ils débordaient autrefois largement les murs de ces établissements[40] que l'on installait de préférence à l'écart des agglomérations.

Les ouvrages anciens décrivent les déformations du langage et les troubles vocaux des malades. Mais pour ces derniers symptômes, certes finement analysés, nous n'avons, dans les traités classiques, que peu d'informations sur leur versant subjectif (les travaux actuels étant inexistants.)

Il demeure que l'on retrouve dans les maladies mentales toutes les manifestations décrites dans les paragraphes précédents, mais dont il faut avoir une perception inversée :

- parce que s'exprimant dans la durée et non l'espace d'un instant ;

[40] Assimilés à des porcheries par les services fiscaux.

- parce que ce sont des actes intentionnellement proférés et non des actes qui échappent ;
- enfin parce que l'effet inhibiteur sur les paroles hallucinées est un effet recherché et non subi.

Comment le patient « antagonise » les voix hallucinées

Les cris, les hurlements, les mots vides de sens, les insultes et jurons peuvent rarement échapper à l'observation du clinicien. Nous apprendrons donc qu'ils sont chez le psychotique antagonistes de ces phénomènes verbaux qui, sous la forme d'énoncés intrapsychiques, ne sont autres que les voix hallucinées. Le tempo est différent, mais cela fonctionne comme pour une perception normale.

Dans le cadre de ce travail, nous devrons laisser de côté le silence que l'on peut reconnaître sous forme de mutisme dans plusieurs affections dont la psychose mélancolique, la catatonie... Son intrication aux remaniements profonds du vécu temporel n'autorise pas une assimilation régulière aux phénomènes étudiés.

Pour les autres troubles, la difficulté réside dans le mode d'approche dès l'instant où ces manifestations surviennent chez le malade mental dans des conditions telles que les voix antagonistes, strictement intrapsychiques, ne peuvent être objectivées par l'observateur.

Nous disposons heureusement des écrits d'un auteur qui nous a livré tout à la fois la face objective et la face subjective de ses troubles psychiques. Dans son ouvrage[41], entre autres perturbations de sa psychose, ce patient parmi les plus célèbres de l'histoire de la psychiatrie commente l'ensemble des manifestations vocales auxquelles il est contraint en même temps que leur jeu oppositionnel avec le flux hallucinatoire.

---

[41] Schreber D.-P., 1975, *Mémoires d'un névropathe*, éd. du Seuil.

L'auteur décrit des voix intérieures et des voix extérieures. Comme tout patient, il ne pouvait « *se soustraire ni dans un cas ni dans l'autre à la sensation sonore des mots parlés...* ». Les voix intérieures induisent donc la conviction que « *l'entendement écoute ce qu'un autre dit* », mais elles ne passent pas par les « *oreilles du corps*[42]. » Les voix extérieures semblent parvenir par voie auditive[43], très souvent par l'intermédiaire d'un relais réducteur de la distance[44] qui, chez D.-P. Schreber, est parfois celui des « *oiseaux parleurs* ».

Cela va avec la « *haute et irréductible puissance convaincante* » du phénomène hallucinatoire qui, dans son propre cas, écrit-il, est comme « *mobilisé de l'extérieur et cela se produit continûment et sans répit* ». Ce jeu « *forcé de la pensée* » est, on le conçoit, extrêmement pénible et finit par devenir un « *caquetage insane* » source d'une souffrance permanente.

Aussi a-t-il cherché à atténuer la nuisance insupportable et persécutrice de ce flux de paroles. Il nous indique les procédés par lesquels il y parvient et c'est ici que se précise le jeu antagoniste entre les hallucinations, sous forme de paroles clairement énoncées, et les actes vocaux qu'il émet lui-même pour en atténuer les effets.

Les mots vides de sens

Si un patient peut se soustraire aux propos de l'entourage, la faculté ne lui en est pas laissée vis-à-vis des productions de sa propre pensée, autrement dit de ses hallucinations. Il est donc intéressant d'apprendre que l'auteur est parvenu à supporter ce « *jeu continu de la pensée...*

---

[42] Thérese d'Avila. *Oeuvres de Sainte Thérèse*. Lecoffre et Cie. Edit .Paris. 1859. P. 292.

[43] Il est courant que les patients se bouchent les oreilles espérant atténuer l'intensité du trouble.

[44] Qui rapproche ainsi ce qui est éloigné et substitue un rapport métonymique à un rapport métaphorique.

par voie de répétition pure et simple ». Ainsi a-t-il opéré « *sur les mots et les membres de phrases parlées une conversion qui les réduise aux catégories du penser-à-rien...* »

On sait que la répétition change l'affectation du signe[45] et a pour effet de l'inactiver. Les plus familières sont largement présentes dans le *baby-talk* en un temps où l'enfant est encore englué dans la contiguïté maternelle. Il utilise la répétition et, lorsqu'il harcèle l'adulte, il en vient à s'entendre dire : « *je ne te le répéterai plus !* » Cela change la donne et l'incite à être attentif au contenu (et à la loi) alors qu'il s'accordait l'immunité tant que duraient les répétitions.

Cet effet d'annulation est un trait général. Son mécanisme apparaît bien dans les arts visuels : une image humaine, dessin ou sculpture, est une métaphore de l'homme. En architecture, la même image, répétée comme motif, cesse de valoir pour ce qu'elle est et devient la partie d'un tout différent d'elle-même, d'une frise, par exemple. Ainsi un changement d'affectation de l'image est-il obtenu. Dans le domaine sonore ou verbal, le phénomène est identique pour le refrain d'une chanson, les strophes d'une poésie, les rimes d'un alexandrin. La répétition a le pouvoir de rapprocher ce qui est éloigné ; elle réunit dans un rapport de contiguïté métonymique ; cela contredit le fonctionnement métaphorique qui suppose la création de sens, phénomène auquel le patient veut d'abord se soustraire.

Si donc la répétition à haute voix des mots ou membres de phrases hallucinés les réduit à la catégorie du *penser-à-rien*, cela signifie que ces mots et ces membres de phrases sont vidés de leur sens. Il est évident que ces mêmes mots et ces

---

[45] Voir Morenon J. et Péréa F., 2003, « Idées reçues et lieux communs dans les paroles d'alcooliques » dans la revue *Alcoologie et addictologie*, 25(3) : 243-249.

mêmes membres de phrases n'auront pas davantage de sens énoncés à haute voix par le patient. Nous sommes alors dans une configuration où des mots activement privés de signification se présentent en opposition au flux hallucinatoire qui, on le sait, est d'abord un flux linguistique.

L'auteur rapporte que pendant sept ans, excepté dans son sommeil, il n'est « *jamais resté, fut-ce un instant sans entendre les voix* », en « *chaque endroit et en toute occasion* ». Mais il note qu'elles « *cessent de se faire entendre quand il parle à haute voix seul ou avec quelqu'un d'autre.* » Il explique ceci par le fait que les voix hallucinées seraient couvertes par la sonorité plus puissante du mot parlé. Mais l'échange de paroles avec un interlocuteur ne va pas de soi pour le sujet psychotique ; sans quoi il n'y aurait pas de psychose.

Le procédé qui consiste à parler à haute voix rencontre ainsi des limites qui feront préférer le soliloque ou tout autre moyen, dont celui-ci que nous pouvons retenir comme une autre forme d'énoncé sans signification : « *Tout récemment, j'ai obtenu des résultats tout à fait probants en comptant à mi-voix de façon continue jusqu'à un nombre quelconque très élevé, ce qui naturellement devient à la longue très fastidieux.* »

Des bruits et des cris

Aussi, « *pour m'en sortir*, dit D.-P. Schreber, *je ne pouvais plus rien faire d'autre... que de parler tout haut ou produire n'importe quel bruit pour étouffer le caquetage des voix... et pour procurer à mes nerfs quelque repos passager* ». D'un comportement aussi incongru que parler seul, le patient voit la nécessité de se justifier car il l'estime propre à le faire passer pour fou puisqu'il s'agit ici de mots dépourvus de sens, et de sons incohérents, qui sont de préférence criés.

Des Injures

« *Si, comme cela se produit assez souvent aujourd'hui encore, des douleurs assez fortes ou des moments de hurlements continus surviennent, il ne reste plus alors, comme recours ultime, qu'à lancer des injures à haute voix…* »

Ce recours aux jurons et insultes est courant chez les patients, qu'il apparaisse sous forme de mussitation continue ou de paroles proférées à haute voix comme le précise D.-P. Schreber. Mais les injures restent ce qu'elles sont : des vocables interdits et à signification décalée, qu'elle soient reconnues ou non comme des injonctions hallucinatoires.

Des hurlements

Incongrus et humiliants, les hurlements sont des manifestations vécues comme imposées. A ce titre ce phénomène, contraignant mais antagoniste des voix, est d'abord décrit comme particulièrement pénible : « *A l'heure actuelle, ce qui est le plus pénible pour moi en dehors de l'état de ma tête, assez déficient, ce sont les accès de hurlements qui me tiennent sous leur coupe et qui, au cours de l'an passé, se sont parfois mués en une intolérable plaie.* »

Mais il accorde au hurlement l'avantage de rendre inaudibles les hallucinations. Le commentaire évolue et au fil du texte apparaît une notion de grand intérêt : ces manifestations sonores constituent une des rares sinon la seule source d'agrément et même d'euphorie que connaisse le patient dans son existence.

> « *Malgré cela, je n'ai pas d'autre ressource que de prendre sur moi et de supporter ces hurlements, surtout la nuit où les moyens appropriés pour en prévenir la survenance, parler tout haut, me mettre au piano, ne sont pas applicables ou ne le sont que dans une mesure très limitée. Les hurlements offrent alors, à ce moment-là, pour moi, cet avantage*

que toutes les paroles qui font intrusion dans ma tête sont couvertes par le vacarme des hurlements ; en sorte qu'il s'ensuit bientôt que tous les rayons viennent à converger en moi ce qui, le cas échéant, peut m'amener à me rendormir ; ou du moins, si c'est le matin de bonne heure et que l'heure de mon lever est proche mais que mon salon particulier n'est pas prêt à m'accueillir parce qu'on y fait le ménage, qu'on aère, etc., les hurlements me procurent au moins l'occasion de séjourner au lit dans des conditions de bien-être corporel parfois infiniment agréables. »

Le hurlement est ici intéressant à double titre :

- quelle que soit la condition dans laquelle ce symptôme est vécu, il consiste en la production continue d'un acte non verbal, non codé qui rend le patient insensible à l'accablement des hallucinations ;

- le hurlement n'est pas un acte de parole mais un geste phonique qui ne saurait provoquer de subversion interne, comme il en est des signes linguistiques, à des degrés divers, chez tout psychotique. Cette émission vocale épurée, réduite à l'expression la plus élémentaire se présente comme la seule manifestation où le patient s'éprouve en accord avec lui-même se trouvant restitué à l'état fusionnel le plus archaïque. On conçoit que ce symptôme convienne particulièrement à l'apaisement de la condition mentale du sujet. Mais il n'est de régression préonymique sans culpabilité. Le patient exprime clairement le sentiment fautif dont il se voit excusé par le caractère contraint de ces irruptions vocales. Nul ne sera surpris de trouver ici la même conjonction que pour la sexualité où un « *bien-être corporel infiniment agréable* » ne va pas sans opprobre et malédiction.

Quelles sont ces voix ? L'auteur ne manque pas de les décrire avec assez de précision pour que le clinicien reconnaisse le syndrome d'action extérieure subi comme « *une ingérence attentatoire... au droit naturel de l'homme à disposer librement de ses nerfs.* » Le commentaire des actes des auteurs classiques est fortement évoqué par l'obligation de penser toutes ses sensations physiques, à partir du moment ou presque tous les phénomènes naturels et presque toutes les expressions possibles de l'activité humaine provoquent l'intrusion des voix contraignantes.

En guise de conclusion...

« Les mots qui manquent ou qui échappent ». Nous avons regroupé sous cet intitulé trois types de phénomènes : le silence, les cris et les mots employés « en dehors » de leur signification en langue. La démarche s'attache à réunir un ensemble de manifestations vocales qui surviennent sous le coup d'une émotion intense, alors qu'un discours ajusté s'avère momentanément impossible.

Mais au-delà de ces observations tirées de la vie courante sont apparues aux auteurs, malgré des différences dans le tempo et l'intentionnalité apparente, de fortes convergences avec des productions vocales fort courantes dans les maladies mentales lorsqu'elles sont livrées à leur évolution spontanée.

Ces phénomènes réunis permettent de pointer dans les deux cas une forme d'antagonisme conduisant à une même capacité de contredire le système de la langue : inhibition involontaire des capacités de paroles du sujet dans un cas, insensibilisation recherchée aux paroles hallucinées dans l'autre.

Une des possibilités d'explication de cette incompatibilité réside dans la nature même du langage, par essence métaphorique, « autre chose » que le réel sur lequel il pose un voile de réalité signifiable. Or, cette réalité n'est pas le réel auquel le corps est ancré. Elle n'est accessible qu'au prix de la dénaturation et de la réaffectation de l'objet organisé dans la psyché, mais conservant la trace du soma.

Dans un cas, l'impossibilité d'énoncer de manière « cohérente » apparaît alors lorsque le ressenti anticipe sur la capacité de parole. Le réel peut alors se faire prendre un temps pour la réalité.

Dans l'autre cas, le sujet recourt au pouvoir antagoniste d'une émission vocale incohérente lorsqu'il refuse ou redoute de prendre la réalité hallucinatoire pour le réel.

Aucune incapacité n'affecte la voix, dont la nature première est liée au corps. La voix qui dévoile par sa rétention l'impossibilité du discours exprime par sa fulgurance explosive une autre scène, obscène, celle du corps en expression non maîtrisée, ce corps à l'ordinaire dénié par l'humain parce qu'il rappelle trop celui de l'animal.

A l'inverse, face à l'envahissement langagier non maîtrisé, le fou trouve la ressource de hurler, fût ce comme une bête. Le cri soutenu, hurlé, lui permet de se soustraire au jeu forcé des hallucinations.

Dans tous les cas, une autre scène, toute refusée soit-elle, est bien là.

Les expressions que nous avons croisées ici passent pour exceptionnelles ou démentielles. On aurait tôt fait de les placer au rang d'accidents sans importance ou sur le compte de l'insensé si elles ne dévoilaient, à y regarder de plus près, le divorce entre le signe et le soma, ses états, ses mouvements qui ne peuvent, hors la folie, être cernés au réel. Alors, elles cessent de paraître marginales pour souligner ce mouvement de négation qui sous-tend tous les actes de parole. En même temps se fait jour un regard nouveau sur les étrangetés de la folie où le hurlement, cri primal retrouvé, est, au risque de révéler la démence, une des rares sources de bien-être pour le patient. De cet antagonisme entre des manifestations purement vocales et les hallucinations paraissent sortir de nouvelles interrogations sur l'articulation de ces dernières avec le système de la langue.

4. Les mots interdits et leur destin

Eviction linguistique, omission élective, vocable non énonçable… des mots existent dans la langue, soigneusement exclus de certaines interactions ; tous ne réfèrent pas à la sexualité. Ils font partie du langage caché de chacun mais ne sont pas secrets et la question se pose de leur destin. Au premier constat, on peut même remarquer qu'ils fonctionnent à l'envers, disons à l'inverse, du trésor lexical dans son ensemble dont la vocation est de servir la communication et non d'y faire obstacle. En effet leur apparition réputée malséante va de pair avec leur exclusion dans un contexte serein de prise de parole. Cette retenue qui affecte l'énonciation de ces unités de langage doit être considérée comme un phénomène majeur qui nous conduit à deux interrogations :

- pourquoi certains mots sont-ils imprononçables ?

- quel est le destin de ces mots ? Comment se fait leur réapparition en discours, souvent hors de leur sens premier ?

Autant de questions qui sont clairement du domaine des sciences du langage mais où l'on doit reconnaître que les études ne sont pas abondantes.

Pourquoi certains mots sont-ils imprononçables ?

En réponse à la première question, il apparait avec évidence que tous renvoient à une zone d'inhibition par le seul fait purement empirique… qu'une bonne éducation interdit de les prononcer. Cette affirmation n'est pas réfutable mais ne saurait suffire parce qu'elle donne pour explication ce qui est précisément à expliquer.

a) La première démarche qui s'impose, élémentaire, consiste à les *recenser* dans un horizon linguistique déterminé. On remarquera alors que, de nos jours encore, l'essentiel de ces unités sémantiques renvoie à ces parties du corps humain dont on a dit de longue date qu'il faut se garder de les appeler par leur nom mais dont on sait cependant que « l'usage est indispensable » en secret et discrètement[46]. Outre certains organes du corps anatomique, ces vocables (devenus « gros mots ») désignent aussi des actes naturels et des émissions corporelles, en sorte que leur énoncé place le locuteur dans l'impudique et donc à la frontière de la transgression. Cette particularité ne nous dit pas pour autant comment se constitue l'impudique ni pourquoi des unités linguistiques telles que *con*, *couillon*, *merde* ont le caractère malsonnant qu'on leur reconnaît.

Dans ce vocabulaire, nous n'aurions pas de mal à inventorier, de façon presque exhaustive et exprimées en langage vulgaire, les parties du corps concernées par les interdits visuels et verbaux de la pudeur : *cul, con, bite, couilles* bien sûr mais aussi *gueule* (on notera ici, au plan oral, la connotation bestiale, allusion à une conformité sociale rudimentaire), etc.

Y sont associés les actes corporels correspondants : *chier, péter, pisser, foutre...* mais aussi *vomir* (quelqu'un), *cracher* (sur)... où l'on perçoit encore que les fonctions orales (inversées en rejet) participent du même processus.

---

46 Cicéron, *Livre des devoirs* cité par J. C. Bologne, 1989, *Histoire de la pudeur,* éd.Orban.

Même remarque pour les émissions corporelles : *foutre, merde, pisse*... et, par métonymie, tout ce que l'on rejette (*ordure*, etc.) sans oublier les comportements sexuels directs : *baiser, enculer* ou d'autres perçus comme outrepassant certains tabous (*pédé, putain, enculé*) parfois assortis de racisme.

Mises à part les conduites alimentaires, ritualisées dès l'aube de toute culture, les zones primales du comportement ne sont soumises à dressage que dans d'étroites limites. C'est plutôt par adaptation matérielle, domestique et urbaine, et non par action sur la personne ni médiation symbolique qu'un certain « réel » se rend compatible, ou mieux, fait coexister les phénomènes excrémentiels avec la réalité sociale. C'est précisément ce « délaissé » de la culture qui alimente un langage secret et transgressif.

Cette zone du langage est distincte de l'argot qui n'a pas vocation d'être offensant ; on peut avancer qu'elle a son propre argot. Elle est quantitativement assez restreinte et il faut souligner que les actes attenants sont normalement soumis à l'occultation visuelle.

Peut-on omettre qu'à cette même inhibition devant la chose sexuelle nous devons, tout à l'opposé du vulgaire, les virtuosités, sortilèges et enchantements de la parade amoureuse ? Mais dans ce dernier cas le caractère non énonçable se résout par l'effacement de la parole, ce qui n'est pas le cas lorsque leur vocation est d'asséner une transgression injurieuse.

On éclairera simplement le processus par l'exemple d'un « besoin pressant », autrement nommé « envie de chier » ou « besoin d'exonération fécale », trois expressions qui nous adossent à trois propositions distinctes pour une même banale et universelle nécessité.

La première est une périphrase qui contourne l'inhibition par métonymie en substituant à sa nature la modalité (pressante) d'un besoin non précisé et donc exclu de l'énoncé.

La seconde est directe, explicite ; elle exprime et précise le besoin corporel. Celle-là est imprononçable ; « va chier » est une insulte qui a un tout autre sens.

Enfin, la troisième interpose l'abstraction clinique qui déconnecte l'énonciateur d'un acte impersonnel ; mais elle frise l'obscène par sa précision physiologique.

Dans la grande majorité des cas, on préfèrera élargir encore le champ de la périphrase et demander « où sont les toilettes ? ». Cela ne dissimule pas l'exigence excrémentielle mais on remarquera que l'énoncé est sauf d'inconvenance quand sont supprimés dans la phrase tous liens sémantiques, toutes références à la personne du demandeur et à sa condition du moment.

b) De cet inventaire il ressort que ces vocables ont en commun une constitution singulière dont ils tirent leur caractère d'éléments non énonçables. En effet si on peut leur attribuer un signifiant et un signifié, il faut constater que le référent renvoie à des fonctions corporelles qui s'exécutent *in fine* sans le besoin d'autrui et sans aucune médiation sociale (ce que souligne encore la discrétion que l'on s'impose pour leur exécution : ce qui ne se dit pas ne se montre pas). Ces fonctions concernent invariablement ces parties du corps, actes naturels ou émissions corporelles, pulsions mises à nu... autant d'attributs de nos personnes qui sans le recours à une syntaxe culturelle (ou en révoquant cette syntaxe comme dans la sexualité) participent du réel. Or ce réel est en continuité directe avec les investissements primaires ; c'est le cas des fonctions excrémentielles souvent à l'honneur dans le vocabulaire transgressif ; c'est aussi le cas de la sexualité que l'on sait peu médiatisable par le langage, autant d'actes ou attributs qui, ayant leur place dans la langue, renvoient à des lois intangibles de la nature, à des actes qu'aucun accomplissement ni accompagnement symbolique ne saurait satisfaire, mais dont l'être corporel ne peut se départir.

La place acquise par ces vocables dans le trésor lexical est d'autant moins neutre qu'ils dévoilent une lacune du jeu symbolique et pointent, de ce fait, une rupture de la chaîne signifiante. Ils nous placent donc sur le lieu d'une crise potentielle, cette rupture impliquant une mobilisation émotionnelle d'intensité variable mais de même nature que ce face à face avec le non-symbolisé envisagé plus haut à propos de l'acte sexuel.

Une forme de crise émotive survient hors de tout contexte de séduction et nous sommes à l'envers de la bienséance. Ainsi le processus qui rend un mot imprononçable est celui là même qui le rend porteur d'une symbolique malsonnante contribuant, nous allons le voir, à en faire un juron ou une insulte.

Le destin des mots imprononçables et leur réapparition dans le discours

Variable selon les époques et les cultures, le phénomène juron n'en est pas moins universel. On a fait valoir que sa « cible » est en général une instance morale dominante, plus précisément omnicausale, donc à forte valeur contraignante. Ceci expliquerait que les religions, naguère riches pourvoyeuses, ne sont plus particulièrement visées de nos jours dans nos contrées déchristianisées. Ainsi les « Nom de

Dieu » ou, plus corsés, « Putain de Dieu », « Pute de Vierge » ne résonnent plus dans nos campagnes et certains plus élaborés ou pittoresques comme « Charognard de Saint Pierre » (exclusivement en dialecte local) ont quasiment disparu. Curieusement persistent au Canada francophone des jurons inattendus visant des instruments du culte (*tabernacle, ciboire*...).

Actuellement, loin des références « pieuses », la scatologie (où « putain de merde » apparaît comme un doublon de « putain de Dieu ») et le sexe tiennent la première place, conséquence possible d'une rigueur morale et éducative, en une époque faussement libérée d'un puritanisme tenace. Cela serait donc, comme nous le suggérerons plus loin, en accord avec la place dominante acquise par une nouvelle morale sexuelle en substitution à la foi religieuse ou au culte de la raison. Quoi qu'il en soit, le recensement sommaire que l'on vient de lire fait apparaître un lien d'appartenance entre les jurons et l'univers des investissements primaires, jusqu'à l'ultime et explicite « nique ta mère », porteur d'un renvoi aux maléfices incestueux de l'univers prélinguistique.

Il semble donc que la capacité de véhiculer une émotion négative ou un sentiment agressif ne provient pas de quelque censure linguistique de nature morale, fruit de l'éducation, et qui serait attaché à la chose ou à l'acte désigné ; ce dernier phénomène, s'il a quelque apparence, n'est que secondaire, un effet de conséquence. Le processus est inverse, pensons-nous, et ces valeurs négatives proviennent de la constitution même du vocable à la jonction des ordres antagonistes. En effet, avons-nous remarqué, si le signifiant appartient à la réalité, le signifié demeure en liaison directe et actuelle avec l'agir corporel et donc avec le réel. De là résulte que toute énonciation est une forme de passage à l'acte, une déchirure dans le procès de symbolisation.

Ces mots ne sont donc pas secondairement subversifs, comme s'ils étaient entrés conventionnellement dans le langage secret. On ne pourrait l'envisager ainsi qu'en première analyse, alors que leur vocation injurieuse tient à la conjonction subversive de leurs composants. Cette conjonction leur confère le pouvoir spontané de mobiliser des émotions. Ainsi, plus que le véhicule d'un sens, ces mots sont le véhicule naturel d'une mobilisation critique.

Aucun mot n'est neutre dès l'instant qu'il est énoncé, mais ces unités linguistiques, généralement exclamatives, sont si bien perçues comme offensantes qu'elles sont normalement réprouvées, ni énonçables ni énoncées. Le point qui doit être remarqué ici est bien que ces mots porteurs d'un potentiel subversif voient souvent, de façon réversible, leur énonciation précipitée par une crise émotive.

Leur font souvent cortège cris et hurlements, précisément relevés dans les mêmes circonstances dans la mesure où ces manifestations expriment alors directement le ressenti émotionnel du moment, hors de toute sémiotisation ainsi que nous le verrons plus loin. Concernant les jurons, les vocables ne renvoient plus à leurs significations respectives. L'éviction du sens originel des paroles proférées est une de leurs caractéristiques premières et une condition de leur réapparition dans le discours. Désémantisés, vidés de leur signification, ces mots ne sont pas indifférents et pas tout à fait perdus. Ils surgissent le plus souvent comme des unités de langue stéréotypées et vulgaires. La stéréotypie affaiblit ou annule la signification première et l'éloigne du contexte dans lequel elles sont énoncées. La vulgarité ressort du caractère transgressif quasiconstant que revêt leur énonciation.

Ceci appelle un regard complémentaire et une précision sur un fréquent usage « normalisé » et ritualisé de ce type de langage transgressif lorsqu'il vient enrichir, animer une interaction mais en soustrayant son caractère offensant. Il ne s'agit plus réellement de jurons. W. Labov[47] opère à ce sujet une distinction ici applicable entre « insulte » (personnelle) et « vanne » (insulte rituelle). L'insulte consiste en une offense verbale visant à atteindre l'intégrité de celui à qui elle est adressée ; la vanne consiste, sur un mode en apparence tout aussi virulent, à accroître la réputation de celui qui l'a énoncée auprès de ses pairs. Insulte et vanne n'entretiennent donc pas le même rapport au réel : l'insulte y réfère et blesse, la vanne, par son caractère convenu, l'évite pour ne conserver qu'un aspect ludique à l'acte de langage ; son fonctionnement est social et son rituel vient faire lien entre les groupes.

Souvent le juron s'adresse « à l'absent », l'autre ou encore le sort ; il est assimilable à l'insulte et vaut pour une agression qui n'a rien de ludique.

En résumé, on observe en premier lieu que les actes excrémentiels, de manière continue depuis l'enfance, sont inchangés dans leur fonction et leur exécution. Par le seul fait que le référent ne cesse de participer d'un réel lié aux investissements primaires, l'absence de symbole substitutif (venant pourvoir d'un sens les fèces et l'acte d'excrétion) ouvre une zone d'inhibition linguistique. Mais on perçoit une

---

[47] Labov W., 1972. *Language in the inner city : studies in the black English vernacular.* Philadelphia, University of Pennsylvania Press.

autre conséquence : la pleine connexion avec l'univers prélinguistique fait de l'énonciation d'un tel vocable un acte chargé de culpabilité et donc punissable. Cela rend compte de la valeur expressive du juron : sans cette singularité, le défi inhérent à toute transgression serait inexistant.

Le pudique et l'impudique

Ce défi se manifeste ici à l'encontre de l'emprise de ce que l'on nomme la réserve pudique, totalitaire, présente et active en tout lieux et en tout temps où le jeu symbolique est en défaut. Elle enjoint le locuteur de prévenir certaines déchirures dans le procès de symbolisation et donc d'esquiver juron, insulte ou malséance. La pudeur verbale apparaît ici dans sa véritable fonction qui n'est autre que de préserver la loi, une loi qui n'est pas érigée exclusivement autour de la chose sexuelle contrairement à la perception commune cultivée par le pansexualisme freudien.

Il saute aux yeux qu'avec la sexualité, fonction essentielle de toute espèce vivante, la déchirure symbolique concerne une part importante des activités et comportements humains, ce qui, par voie de conséquence, installe une vaste zone d'inhibition linguistique. Cette zone, au plan énonciatif, s'intègre dans un ensemble de tabous culturels propre à chaque société ; elle est celle dans laquelle chacun « *règle sa conduite d'après les mouvements de pudeur qu'(il) éprouve* » et qui ne sont autres que les traces subjectives des inhibitions de la langue. Ce processus est une condition de la vie en société : « *un monde où la pudeur existe est un monde où les individus parviennent à se grouper, à se déterminer, dans leur commerce mutuel*[48]. »

---

[48] Schneider M., Endiguer C., 1995, dans l'ouvrage de Habib C. : *La pudeur, la réserve et le trouble*, Paris : Éditions Autrement. Série Morales n°9.

Nous entrons ici dans un domaine qui outrepasse les faits de langage puisque la réserve pudique affecte d'autres sens, visuel, olfactif, tactile... et suscite des attitudes de retenue, à la fois dans les comportements corporels, gestuels, et dans les paroles. Dans tous les cas, face au juron, à l'insulte, au langage transgressif, « *elle dit ce qui* [...] *se trouve offensé ; elle manifeste l'atteinte subie et nous la fait connaître à nous-mêmes*[49] .»

La pudeur impose également à soi-même des limites de convenance au vocabulaire personnel. Ce fait est d'une importance extrême en terme d'appartenance et de reconnaissance sociale. Il témoigne de la bonne intégration des tabous et interdits qui structurent l'être : la convenance verbale est éminemment normative. Bien ajusté, un langage pudique est l'indice d'une juste acclimatation de la personne à la mentalité collective, déterminant souvent son cercle de relations. Par-delà les modes, la diversité des mœurs et des langues, et le génie propre de chaque sexe, il concerne aussi bien les hommes que les femmes et se caractérise surtout par des invariants qui traversent les époques comme les diversités sociales.

Il doit être remarqué que cette contrainte n'existe que dans la communication et d'abord l'énonciation : faut-il le préciser ? l'impudeur surgit toujours de la mise en communication avec la chose sexuelle par le moyen d'une action signifiante, verbale, gestuelle ou graphique ; mais l'acte corporel réalisé ou vécu n'est jamais désigné comme obscène en soi et ne saurait l'être. Il le devient par l'intermédiaire de la parole, si elle en fait un objet de communication ou si l'acte est réalisé ou accompli aux fins d'être dit ou montré (cela concerne également la pudeur physique qui n'est pas notre objet).

---

[49] Ibid.

Au plan du langage, il existe toujours en matière de sexualité une limite à l'expression verbale même dans la grande intimité, et des partenaires en amour peuvent avoir beaucoup de mal à exprimer telle émotion ou tel désir, cependant très présent dans le discours intérieur, dont l'écart est ici immense avec le discours exprimé. Ce phénomène d'inhibition est parfois si importun qu'il contraint les partenaires à recourir avec profit au service d'un thérapeute pour améliorer leur communication.

En contraste on notera qu'il n'est pas de pudeur ressentie, pas d'inhibition interne envers les représentations ou les idées que l'on garde pour soi, seraient-elles les plus « grivoises ». On ne se fait pas rougir soi-même, autrement dit le langage intérieur peut être abondamment pourvu en gros mots, insultes et jurons sans la moindre inhibition (au même titre que les fantasmes érotiques). Le phénomène, connu chez des personnes parmi les plus prudes, prend parfois chez elles des dimensions obsédantes et importunes.

Que la pudeur affecte par une vigoureuse inhibition certains dires, cependant librement présents à la pensée, cela nous confirme que nous avons affaire à un problème de communication et, au niveau du langage, à un problème inhérent à l'acte d'énonciation. Le phénomène se situe donc entre ce qui est dénié, refoulé en parole, et ce qu'il est possible d'énoncer.

Une question ne manque alors pas d'être posée : cette libre disposition du langage secret indique-t-elle que l'on peut tout s'avouer ?

Notre réponse est négative si l'on retient une distinction importante : le refoulé a un destin autonome, voire hors la loi, alors que la pudeur se négocie sur la base de la Loi. Le refoulement est issu de la mise à l'écart du réel, des investissements primaires, lors de la mise en place du langage, et l'on sait que « *le mécanisme d'accès au langage constitue d'un seul et même coup l'inconscient et le langage conscient*[50] ». Nous aurons donc tendance à placer une coupure entre pudeur et refoulement, constatant que la pudeur est un domaine où l'impossibilité de dire (ou de faire) est pleinement consciente. Il serait ainsi abusif de dire qu'on ne cache rien « à soi-même » puisque l'ensemble des investissements primaires est, nous l'avons vu, largement occulté, oublié ou refoulé lors de la mise en place de la fonction symbolique.

Il n'en reste pas moins que l'inhibition pudique vise deux directions :

- l'une par rapport à autrui ;

- l'autre par rapport à soi-même.

Ces deux directions n'en font qu'une sur le plan de la langue bien qu'elles soient effectivement deux sur le plan de l'énonciation. Qu'une forme de communication advienne, que ces idées soient, par exemple, devinées par autrui, cela engendre une gêne que vient trahir le pourpre du visage. Deviner ou se laisser deviner valent pour une transmission non verbale d'idées ou de sentiments, et donc pour une forme de communication.

Peu importe, pour engendrer la réaction pudique, que cette communication soit volontaire ou involontaire, verbalisée ou non ; peu importe qu'elle se réalise avec un être réel ou, pour une personne mystique, avec un être céleste : le langage avec le divin doit être particulièrement épuré, sauf à

---

[50] Lemaire L., 1977, *Lacan*, P. Margada Editeur.

nourrir des formes de défi visant la religion et signalées dans les lignes précédentes.

Monique Schneider exprime fort bien cette caractéristique du phénomène étudié : « *L'impudeur ne réside pas dans le dévoilement de quoi que ce soit, mais dans la connexion pouvant ou non s'établir entre ce qui est dévoilé et une subjectivité vivante pouvant habiter le lieu découvert*[51]. »

[51] Schneider M., Endiguer C., 1995, dans l'ouvrage de Habib C. : *La pudeur, la reserve et le trouble*, Paris : Éditions Autrement. Série Morales n°9.

5. Rires et larmes, deuil et jubilation

Y a-t-il un trait plus humain que celui de la cognition ? s'est-on interrogé[52]. Cependant les moyens d'expression de la vie émotionnelle et affective sont dans notre espèce plus complexes, plus riches que dans aucune autre espèce et la primauté flatteuse de nos facultés intellectuelles n'en atténue pas la portée. Cela est contraire à l'image donnée par la supériorité de l'*Homo sapiens* sur la gent animale et qui est entièrement imputée aux capacités accrues de son intelligence.

Il est d'usage, dans les sciences de l'esprit, de distinguer deux « sphères » dans les parties de l'âme humaine : celle du monde cognitif, dont nous dirons en simplifiant encore qu'elle permet le discours sur soi-même, et celle du monde des affects, reliée aux moteurs de la vie. Mais aucune théorie ne s'est édifiée sur le mode d'articulation des deux domaines ainsi explorés. On mettra volontiers à part le freudisme qui fait la part belle aux forces instinctuelles mais réduit la vie émotionnelle à des quanta d'énergies dérivés des pulsions sexuelles et régnant en maître sur un « conscient » qui supporterait l'intelligence humaine.

Aucune théorie ne se construit intégrant cette dichotomie qui soit donc capable d'inclure dans une nouvelle observation, non pas l'une et l'autre sphère, mais les relations de l'être avec la sphère intellectuelle et avec celle

[52] Solomon G. et Zaitchik D.., 2000 « Les enfants et la pensée animale », dans *Terrain*, N° 34.

des affects, sans s'abriter derrière une construction « inspirée » et totalisante ou derrière « *l'accumulation indéfinie de petits faits*[53].»

Une nouvelle observation doit donc informer par avance une réalité à laquelle les schémas d'interprétation de l'un et l'autre domaines sont restés aveugles à ce jour.

Un mode de communication dédié

Les modes de communication du vivant sont extrêmement riches et variés, mais la plupart sont prédéterminés. Généralement multiples pour un seul individu, ils sont affectés chacun à une seule fonction, par exemple la sexualité ou la nutrition. L'homme, pour les mêmes besoins, dispose de balises et de signaux peu différents mais il possède en sus des capacités linguistiques. Avec l'instrument du langage, il peut mettre en oeuvre un système non dédié, informatif, libre de toute prédétermination, mais aussi, fait capital, *générateur d'autres lois que les lois de nature*, non moins contraignantes et parfois nécessairement en antagonisme avec celles-ci. On perçoit ici un facteur puissant d'adaptabilité et de diversification, confirmé par la multiplicité des histoires culturelles qui distingue les groupes humains.

Rires et larmes : emprise et pouvoir inhibiteur

Malgré la capacité de parole qui paraît fonder le pouvoir du genre humain, il est très remarquable que les hommes disposent avec le rire et le pleurer d'un autre mode de communication entièrement dédié à une gamme étendue d'expressions émotionnelles et sans équivalent dans le règne animal. Car ce système - faut-il le souligner ? - est plus

---

[53] Panofsky E., 1967, *Architecture gothique et pensée scholastique*, Paris, (éd. originale, 1951).

développé chez les humains que chez tout autre être vivant, y compris les grands primates pour lesquels la régulation sociale est cependant largement assurée par le monde des affects. Sans nul doute, le rire est le propre de l'homme, et on ne sait réellement si les animaux pleurent.

Rires ou larmes apparaissent comme les indices d'émotions et sentiments plaisants ou tristes, qui parcourent l'être. Ils en sont l'accompagnement visible et audible et, à ce titre, concourent à une forme de communication entre les personnes. Cette communication *non intentionnelle*, directe et immédiate de l'émotion subordonne voire inhibe la langue entièrement ou partiellement et cela suscite son intérêt dans le cadre de cette étude.

A la question de savoir si cette faculté engendre des zones d'inhibition linguistique au même titre que les événements érotiques ou non érotiques, notre réponse est donc affirmative, tout en observant une grande différence dans le processus d'interruption. Rires et larmes véhiculent une expression émotive au détriment du langage sémiotisé : le rire, comme le sanglot qui étreint la voix, fait obstacle à la communication verbale et cela est distinct de l'effet inhibiteur de l'émoi, parfois associé, qui par lui même peut être cause d'inhibition. Certes ils accompagnent souvent la parole et s'associent alors étroitement au contenu exprimé, ludique ou tragique. Mais ils ne tirent leur effet que du contexte et remplissent dans le rapport de l'être à soi-même, à autrui et à la communauté une fonction qui outrepasse celle dévolue à l'échange verbal.

Relevons en premier que le rire et le pleurer sont des phénomènes opposés l'un à l'autre par ce qu'ils donnent à voir et à entendre mais aussi, parallèlement, par leur mécanisme de production. Ils sont soumis à la même

« sphère » affective et, curieuse lacune conceptuelle, il n'existe pas de terme commun dans notre langue pour désigner plus spécifiquement des fonctions d'une aussi évidente parenté au-delà des apparences. Nous nous attarderons peu sur la description, sinon pour signaler qu'au plan de la physiologie phonatoire, le rire appelle un temps de dilatation thoracique et d'admission d'air ensuite vivement expulsé de façon spasmodique, tandis que le pleurer, de façon inverse, appelle d'abord un temps de contraction thoracique avec expulsion saccadée de l'air pulmonaire. Quand aux mimiques faciales correspondantes, elles sont bien connues et expriment, de la joie à la tristesse, tous les contraires, tous les degrés et toutes les transitions, contrôlés et incontrôlés. Elles s'animent d'une cinétique musculaire symétrique, et là encore rigoureusement inverse, autant de signaux reconnus de tous temps et universellement stylisés par les émoticones dont les modernes internautes aiment à assortir leurs expressions écrites.

L'un et l'autre sont des manifestations sonores nuancées mais que l'individu a faiblement le pouvoir de moduler et ne peut parfois même pas réprimer. Ils peuvent atteindre une forte intensité et sont donc susceptibles de porter loin[54]. De leur fait, l'interruption du langage ne résulte donc pas d'une chute du signifiant, comme dans la parade amoureuse, ni d'une anticipation émotionnelle laissant la personne sans voix, ni d'une rupture du rapport sémiotique comme dans l'étreinte sexuelle. Il s'agit ici, dans les deux cas (rires et larmes), de spasmes respiratoires avec blocage temporaire de l'appareil laryngo-trachéal qui, sans entraver la pensée sémiotisée, accordent mécaniquement la priorité expressive

[54] Tout particulièrement les pleurs de bébés.

au rire ou au pleurer, rendant impossibles ou laborieuses les fonctions phonatoires simultanées[55].

Rappelons que larmes et rires (ces derniers étant plus tardifs) font partie des toutes premières acquisitions de l'enfant ; déjà installés au troisième mois, ils précèdent donc de loin toute forme d'expression sinon vocale du moins verbale.

La question, peut-être superflue, est de savoir si rires ou pleurs sont ou non des indices (on sait qu'un indice peut être « signe » pour celui qui le perçoit mais ne l'est jamais pour celui qui l'émet). La réponse est double : affirmative parce qu'ils sont des manifestations non intentionnelles, extérieures au code de la langue, ne répondant nullement à la définition du signe linguistique, négative parce qu'en toute conscience ils communiquent à l'entourage une information connue de la personne qui l'émet et aussitôt interprétable sur son état affectif.

Un point important réside en ceci que le rire et les larmes exercent sur autrui un pouvoir mobilisateur. Certes il en est de même d'autres « signaux » tels que la colère, la soumission, l'hostilité, la tendresse, mais ces expressions sont davantage reliées à un affect ayant un sens particulier et appelant en retour une réponse ajustée. Cela n'est pas le cas des rires et des pleurs qui ne distinguent que deux tonalités, triste ou gaie, dans une infinité de situations. Un « circuit » de communication très singulier résulte de ceci : si les pleurs, par exemple, ne visent pas intentionnellement tel destinataire particulier, ils suscitent chez lui une réponse qui constitue un signe auquel le « pleureur » est soumis : ce circuit se met en

---

[55] Il convient de remarquer ici que le rire ne vient *jamais* côtoyer le plaisir et la jouissance érotique lorsque les partenaires sont dans le lâcher prise émotif ; cette fête n'est pas ludique.

place, émotionnel et, de quelque manière que ce soit, sauf en langue ici, signifié.

Leur rapport à la situation est de l'ordre de l'*indexicalité.* Par ce terme, les linguistes entendent l'incomplétude naturelle des mots qui ne prennent leur sens "complet" que dans leur contexte[56]. Mais les rires et les pleurs ne sont pas portés par des unités sémiotiques ; ils ne sont pas constitués d'un signifié et d'un signifiant. Leur sens profond, réel, réside donc dans ce qui reste : dans le ressenti de celui qui sourit ou qui pleure, au moment où ils apparaissent ; ce sens est dans l'actualité, dans le réel présent.

On notera qu'il leur est aussi attribué une fonction d'alerte qui n'appartient à l'indice que de façon contingente. En tant qu'expression des émotions, on ne peut donc retirer au rire et aux pleurs un pouvoir de mise en communication entre les êtres, voire de synchronisation émotionnelle, assurément très important au sein des groupes sociaux. Ces manifestations peuvent être considérées comme des messages extralinguistiques visant les congénères, s'infiltrant «*par contagion dans l'être du (ou des) destinataire(s)*[57]. » Ces « matrices d'expression » sont donc communicantes par destination, ce qui, a priori, n'est nullement une caractéristique de l'indice, sauf à constater qu'il advient à l'indice humain d'être pris dans une relation intersubjective.

---

56 L'indexicalité désigne toutes les déterminations qui s'attachent à un mot, à une situation. Cela signifie que bien qu'un mot ait une signification trans-situationnelle, il a également une signification distincte dans toute situation particulière dans laquelle il est utilisé.

57 Schneider M., Endiguer C., 1995, dans l'ouvrage de Habib C. : *La pudeur, la réserve et le trouble*, Paris : Éditions Autrement. Série Morales n°9.

Rires ou pleurs exprimant les joies ou les peines, ils introduisent donc avec plus ou moins de force, entre les individus, un style de relation singulier : ils témoignent de certains statuts émotionnels et les transmettent. Mais, n'étant pas des signes linguistiques, ils ne communiquent simultanément aucun message verbal et ne disent pas pourquoi la personne rit ou pleure.

Ces manifestations appartiennent à la catégorie des actes réflexes non intentionnels sur lesquels la volonté n'a aucun pouvoir direct, ni pour les susciter ni pour les annuler. A ce titre, ils expriment directement l'état affectif de la personne. Les rires ou les larmes *intentionnels* sont nécessairement feints et le sens de l'intrigue en est alors profondément altéré.

Authentiques, rires et larmes nous font donc connaître, malgré elle, que telle ou telle personne est triste ou gaie, malheureuse ou heureuse, mais surtout, avons-nous dit, ces signaux par leur force mobilisatrice sont contraignants pour le destinataire : ils se donnent une emprise sur celui-ci. On sait la tendance à la contagion du fou rire, lorsque l'on rit avec l'autre, même ignorant du motif qui l'anime parce que quelque chose passe, indicible, d'être à être. On sait aussi la tendance parfois fâcheuse à être sensible à un sourire ou à des larmes sans autre raison que *celle que l'on se donne*.

Ce pouvoir constitue le modèle même d'une relation par contiguïté et porte témoignage de sa puissance. L'affect fait corps avec ce qui l'exprime ; distanciation et détachement, données cardinales du signe linguistique, n'existent pas ici. Une telle communication ne se reçoit pas comme un discours. Sans aucune transmission du sens, nous sommes dans un système relationnel remplissant tout l'espace et oeuvrant à la transformation immédiate de celui qui le reçoit[58] (ce qui en fait une arme de choix des manipulateurs).

Il semble, en résumé, que deux effets principaux puissent être attribués au rire et au pleurer :

- l'un résulte de la capacité de mobilisation qu'ils exercent, phénomène qui met en alerte ou solidarise le congénère ou la communauté affecté par la production sonore ou visuelle. L'étude de cet effet direct sur les liens sociaux est du ressort d'autres disciplines que les nôtres[59], mais il est assez important pour être mentionné ici – non sans remarquer que l'émotion se dissocie toujours de la Loi. La psychopathologie est aussi particulièrement concernée : le trouble de la réactivité émotionnelle (affectivité déficitaire, rires paradoxaux) est un des éléments constitutifs les plus sûrs des schizophrénies. Dans les psychoses bipolaires, les dérégulations de la tonalité émotive sont également au premier plan et constituent la substance même de l'affection. Dans les deux cas cités, le potentiel intellectuel peut être intact.

- l'autre résulte, plus précisément, du pouvoir de modifier l'affectation de la réalité ; cet aspect nous intéresse de plus près en raison des divers degrés et nuances d'inhibitions linguistiques qui sont ainsi introduites dans l'interaction.

---

[58] Schneider M., Endiguer C., 1995, dans l'ouvrage de Habib C. : *La pudeur, la réserve et le trouble*, Paris : Éditions Autrement. Série Morales n°9.

[59] « *Pour comprendre le rire, il faut le replacer dans son milieu naturel, qui est la société ; il faut surtout en déterminer la fonction utile, qui est une fonction sociale. (...) Le rire doit répondre à certaines exigences de la vie en commun. Le rire doit avoir une signification sociale* ». Bergson H., 1940, *Le Rire*, éd. Quadrige, PUF.

Au maximum, le fou rire ou la crise de sanglots inhibe l'énonciation des faits qui les suscitent ou les accompagnent. On peut objecter des motifs mécaniques sans ignorer, nous l'avons rappelé, la concomitance de phénomènes émotifs pouvant être associés et dont l'incidence sur l'énonciation est distincte relevant d'une autre nature.

L'installation d'un nouvel ordre de communication

Mais le processus qui appartient particulièrement au rire ou aux larmes est l'établissement d'un nouvel ordre de communication tel que l'effet recherché et l'effet produit, même créés par le moyen du langage, se situent tous deux hors du langage.

Cela est évident dans les rencontres ludiques, dans les spectacles de fantaisie, dans les compétitions à haute tension émotionnelle, institutions sociales bien établies, soigneusement évaluées par les publicitaires, facteurs reconnus, recherchés, de cohésion et de reconnaissance, sinon d'emprise sociale, tout comme, sur le mode dramatique, les antiques spectacles d'arène ou les films d'horreur contemporains.

Le problème est plus subtil lorsque, dans une interaction, un sourire ou des larmes surviennent chez l'un des protagonistes. Cela fait apparaître une autre donnée que l'interruption mécanique de la parole : l'échange verbal est marginalisé et subit une inhibition suffisante pour s'entrouvrir sur le réel et le substituer au champ de la réalité. Les larmes ou le rire modifient les règles de l'échange entre les êtres, en introduisant un rapport extralinguistique au point d'annuler, d'altérer, ou le plus souvent de détourner la relation intersubjective hors du champ cognitif.

Certes l'interlocuteur accède à l'indice d'un ressenti, mais un être sémiotique cherche une signification du côté de la réalité linguistique. On sait la difficulté à utiliser les mots face à celui qui pleure sauf à en appeler au réel et à des gestes de pure contiguïté : le toucher, le prendre dans ses bras, en signification de compassion et de régression. Cette gamme d'expressions inscrit les individus dans un mode relationnel premier et archaïque, celui qui lie intimement l'être à son corps et dont l'expression n'est pas sémiotisée : un geste communicant est alors substitué au signe, par défaillance de la substance communiquée.

Il est des circonstances qui font apparaître le rire dans un contexte où il n'a pas lieu d'être. Dans l'exemple tiré d'un entretien médical, le patient peut se trouver en condition de dénier le motif de la rencontre. Cela advient en consultation d'alcoologie quand le consultant cherche à introduire un regard humoristique, invitant le clinicien à s'amuser avec lui de ses exploits éthyliques. Le contenu informatif ne manque pas d'être communiqué, mais sous le motif détourné d'en rire.

La plaisanterie, en transformant les règles de l'échange, fait plus qu'introduire une modalité nouvelle dans l'acte de parole. Par une mutation interne au langage, elle lui fait subir un changement de finalité. Le *rang privilégié* n'appartient plus à la fonction verbale, supposée faire loi : ce que la communication véhicule est d'ordre émotionnel et manifesté par le ton, la mimique, etc. Le dessein d'informer s'efface devant le dessein d'en rire. L'art de la satire ne procède pas autrement : *castigat ridendo mores*[60]. On ne méconnaîtra pas que le même phénomène peut être introduit par les larmes qui deviennent alors dans certaines perversions un instrument efficace pour contourner voire annuler la loi.

---

[60] « *Il corrige les moeurs en riant.* »

L'inhibition n'est pas apparente mais le rang privilégié n'appartient plus au verbe dont la visée de signification est déqualifiée. La parole cesse d'être un échange entre des protagonistes installés dans le *consensus protecteur* de leurs identités respectives[61].

Ainsi, loin du rire ou des sanglots qui inhibent le verbe, un simple sourire, une petite larme ont pouvoir de créer un autre aménagement dans le circuit de parole. Le phénomène est banal dans la conversation amoureuse, qui appelle la chute du signifiant et se voit toujours accompagnée d'une trame émotionnelle qui est une quête de réel.

A des degrés divers, le remaniement de la hiérarchie à l'intérieur du message est tel que la déqualification du verbe vaut pour une inhibition masquée du contenu discursif ainsi rendu anodin mais transmissible. *A minima* nous sommes en présence d'une zone d'inhibition linguistique, occultée mais réelle, par simple conversion de la relation, processus extrêmement fréquent dans la vie courante.

Rires et pleurs, s'ils ne sont pas feints, sont donc à situer du côté d'un rapport préonymique[62] au réel et non de celui de l'action sémiotique. Ils ouvrent vers une voie qui, pour n'être pas celle de l'obscène que nous avons déjà présentée, n'en occupe pas moins le même territoire, celui du ressenti et de l'expression sensible tels que nous pouvons les expérimenter hors symbolisation. Entre les phénomènes observés alors, des cris de jouissance aux éclats de rire, des sourires discrets aux râles de plaisir, on note une ligne directrice, une différence aussi : celle des discours

---

[61] Schneider M., Endiguer C., 1995, dans l'ouvrage de Habib C. : *La pudeur, la réserve et le trouble*, Paris : Éditions Autrement. Série Morales n°9.

[62] De *onoma = le nom*, que nous préférons à métonymique, qui, au sens strict, veut dire : par *l'intermédiaire du nom. La métonymie inclut l'*onoma, *ce qui n'est pas le cas ici.*

sémiotiques portés sur ceux-ci, qui disqualifient le corps en monstration en « obscénité » et acceptent les manifestations des sentiments sous réserve d'un minimum de discrétion ; rire ou sourire, mais bien se garder de rire aux éclats.

L'amnésie infantile : une zone d'inhibition fondatrice - loi et réalité

Nous avons déjà envisagé à de multiples reprises le caractère non verbal de l'expressivité première. Ce caractère pose de façon subsidiaire l'ambitieuse question des rapports entre la tonalité de l'humeur, qui est un état mental, et son expression sous les modalités opposées que sont les rires et les larmes. Là se dévoileront peut-être d'autres antagonismes plus fondamentaux que ceux rencontrés au long de ces chapitres.

Le langage humain est une acquisition venant se superposer à une longue période infantile de relations que nous désignons sous le terme de préonymiques et qui obéissent aux processus relationnels de la contiguïté. Il résulte de ceci que l'enfant est perçu par l'observateur dans une situation psychologique dite syncrétique. Il est supposé vivre dans une connexion directe, sans médiation de nature symbolique, au monde qui l'entoure et sa pensée serait ce qu'il s'approprie de cette communication immédiate.

Rupture et transition

Ceci nous renvoie à la trame dramatique dans laquelle se déroule l'accès au langage. L'enfant en relation *vécue* avec le réel privilégie l'expression vocale et construit des relations d'objet. Mais pour devenir un être sémiotique compétent, un être assujetti à la réalité qui est le *monde parlé*, il va se délier des investissements primaires.

Il existe donc une période de transition entre l'expression vocale et l'expression verbale, phénomène qui peut nous éclairer sur le passage entre la sphère de l'émotivité ouverte sur ce que nous désignons, par convention, le *réel* et la sphère cognitive s'ouvrant sur la *réalité*, ainsi désignée également par convention. Ce mouvement accompagne la séparation maternelle où se joue la transformation des relations depuis la contiguïté fusionnelle (syncrétique), riche de phénomènes vocaux, jusqu'à l'acquisition de la capacité de parole et son utilisation dans la communication avec la mère.

Cette transformation s'opère originairement à partir d'une immersion dans un réel qui ne contient pas d'éléments linguistiques construits ni d'autres lois que de nature. Advient ensuite une distanciation puis un détachement effectif avec médiations symboliques quand est acquis le langage sémiotisé importé des locuteurs avec lesquels l'enfant est en contact. Ainsi le développement de l'être est-il le résultat d'un processus de rupture substituant des relations imitatives – que nous appellerons métaphoriques – à des relations qui préexistaient mais immergées dans l'ordre de la contiguïté.

Cette substitution qui installe la langue appelle donc l'abandon corrélatif de la contiguïté première et de l'exclusivité maternelle ainsi que nous allons le préciser par un exemple familier. Cela suppose la transformation des relations par l'inactivation sinon l'abandon des acquisitions, des appropriations préverbales et de ce qu'il conviendrait ici d'appeler le *self*[63]. Cet événement sera thématisé en termes de

[63] « Le *self* diffère du moi de la théorie psychanalytique du fait que (...) le *self* se rapporte au sujet tel qu'il se ressent, qu'il se vit, tandis que le moi se rapporte à sa personnalité en tant que structure à propos de laquelle on peut faire des généralisations impersonnelles », *Trésor de la langue française*, 1972.

deuil, de mort et donc (dans notre culture) de châtiment et de culpabilité.

Pour donner plus de clarté à nos propos, nous allons, par un certain détour, suivre un phénomène prototypique, quotidiennement observable dans le développement de l'enfant.

Une histoire de trotteur

Le premier corps à corps du petit être avec son univers s'appuie sur des incitations motrices de nature pulsionnelle. Un trotteur (mais le choix pourrait être autre) est ainsi un jouet qui lui est proposé pour répondre à ses besoins d'activité musculo-squelettique (objectivement : le besoin de « gigoter » déjà manifeste dans la vie utérine). Peu importe que ce jouet ne soit pas un élément naturel mais soit fait de main d'homme : l'essentiel réside dans la connivence fonctionnelle qui préexiste entre besoin et objet.

Ce trotteur sur lequel l'enfant active ses muscles figure de nos jours rarement le cheval mais un véhicule en miniature, TGV, camion... par lequel il est incité à imiter l'adulte. Il pourrait être une simple planche et cela ne changerait rien. Cet usage de l'objet en tant que véhicule ne tarde pas à induire un sens et fonde une relation d'un autre ordre que la relation pulsionnelle : l'enfant se veut conducteur, en imitation de son père (ou de sa mère, ou de leur équivalent éducatif). Cet exemple nous donne à discerner deux types de relations concurrentes sur le même élément : elles sont antagonistes et coéternelles et on ne peut suspendre leur coexistence :

a) le premier type est celui d'une contiguïté induite par l'activité motrice spontanée de l'enfant ; son agir corporel est gouverné par la configuration propre de l'objet à laquelle il est assujetti en position de patient ; notons que c'est l'âge de l'expression gestuelle et vocale (entendue comme babillages, cris, braillements) tandis que l'activité verbale n'a ici aucune place.

b) le deuxième type de relation est de l'ordre de la similarité ; les mouvements de l'enfant s'accordent à une métaphorisation parentale par laquelle l'enfant donne à ses actes un *sens* tiré de la réalité dans laquelle il évolue et d'où émergent les premiers vocables[64]. On peut ici parler de « signifiants ».

L'objet trotteur constitue donc primitivement une réponse en lien avec un besoin pulsionnel qui préexiste. Avec l'avènement du langage, et de sa capacité de substitution, s'efface la prégnance que cet objet tire de la contiguïté originelle. Mais il est important d'observer qu'il n'est jamais totalement délié : la force qui le sollicite, certes refoulée, ne saurait être abolie au risque de néantisation. Elle subsiste, évacuant le champ de la conscience et participant donc à la constitution de l'inconscient, tandis que la parole substituée peut négocier l'accès à la réalité signifiante, à son partage, à sa reconnaissance.

Le revirement de la circonstance

Cette dualité rend compte d'une coupure où nous observons que :

a) dans la première fonction (relation de contiguïté), le sujet psychologique est la circonstance (le trotteur) ; la relation agent / patient s'y constitue comme suit : *trotteur = agent* \\ *enfant = patient*

b) dans la seconde (où prévaut l'acte imitatif), le sujet psychologique est l'enfant (qui se fait circonstance), ce qui

[64] Précédés par les onomatopées.

sous-tend une relation inversée : *enfant = agent \\ trotteur = patient.*

L'ambiguïté ontologique attachée à cette bipartition engendre la question suivante : peut-on être simultanément agent et patient dans une même situation ou dans un même contexte ? Nous soutenons l'hypothèse que cela est impossible et que cette opposition objective un clivage que l'on peut tenir pour constitutif de l'ordre humain.

La conjonction des deux procès sur le même objet est facteur de crise. Un trotteur reste un trotteur mais s'y opposent des attitudes psychiques comme l'avoir et l'être : on ne peut tout à la fois, sur le même espace pertinent, être assujetti à la circonstance (la configuration du jouet) et être la circonstance (qui confère sa fonction de véhicule au jouet) ; ces positions sont incompatibles et mutuellement exclusives.

En conséquence de cette incompatibilité, résulte le rejet de la relation primitive de contiguïté prépondérante qui apparaît comme un obstacle à la socialité. Son inactivation prend diverses formes connues, qui vont du refoulement dans l'inconscient, authentique « mise sous séquestre », à la diabolisation, et se traduisent par l'effacement de la mémoire ce qui dans le jeune âge prend le nom d'*amnésie infantile* déjà évoquée plus haut. L'enjeu est l'entrée dans la réalité signifiante ; il est aussi l'acquisition du langage ; il est de se soustraire à l'assujettissement à l'objet en se détachant de la matière sensible qui l'englobe (sauf à s'enfermer dans une inhibition linguistique durable, tel le repliement autistique).

On l'aura compris : à travers cet objet intermédiaire qu'est ici le trotteur, c'est en réalité le processus de l'identification aux images parentales qui est en cause et qui doit s'opposer à la prégnance des investissements primaires, fortement inhibitrice du langage.

Cette force inhibitrice était exprimée avec précision par une patiente justifiant ainsi son laconisme schizophrénique : « *quand je parle, je sens que je perds quelque chose* ». Car là est un autre aspect de la question : par le pouvoir du Verbe, le sujet promu conducteur existera à ce titre ; il est par là présent dans la chaîne signifiante mais, du même coup, exproprié de sa « personne » première définitivement exclue de la vie consciente.

Une contradiction apparaît majeure vis-à-vis de la contiguïté maternelle, car la mère, omnicausale, a aussi un rôle initiatique qui en fait le modèle imitatif privilégié, en particulier comme importatrice de la langue. Ici se dresse un phénomène irréductible : le langage est séparateur et c'est par l'interdit corporel (interdit de l'inceste, véritable ZIL inversée) que se résout l'antagonisme inhérent à la fonction maternelle[65].

Séparé du réel par la parole, oublieux de la « continuité originaire », l'enfant est confronté à la mise en question de son existence première. Tandis que renoncer à l'acte imitatif comme voie d'acquisition de la parole reviendrait à renoncer au Verbe, à se tenir hors de l'institution linguistique, hors du sens communiqué et communicable, hors de la réalité et de la Loi, serait une autre forme de mort.

La psychopathologie met au premier plan ces aspects de l'introduction du langage. « *Parler un jour,* pour Lacan, *signifie qu'avant l'enfant ne parlait pas*[66] ». Lorsque l'enfant se met à parler, il abandonne obligatoirement tout vécu non verbal et non verbalisé. Ceci, dit cet auteur, est la fonction même du symbole qui nomme la chose tout en étant totalement différent d'elle : « *toute relation médiate impose une rupture de la*

---

[65] Par cet antagonisme nous entendons évidemment les interdits sexuels, en particulier celui de l'inceste.

[66] Lacan J., 1981, *Le séminaire*, livre III. « Les psychoses ». ed. du Seuil.

continuité inaugurale », rupture qui est l'expression même de l'opposition inhibitrice entre les deux modes relationnels fondés l'un sur la contiguïté de sens et de destination, l'autre sur la similarité[67].

Apprentissages et inhibitions

Enfance et adolescence imposent à l'humain une longue période de transition. L'enfant s'y défend contre la rupture de la continuité inaugurale, primitivement préonymique puis métonymique ; le langage lui sert alors à exprimer des rapports extralinguistiques mais non des données abstraites : ce n'est pas encore l'âge de raison. C'est aussi l'âge où les processus inhibiteurs peuvent nourrir certaines pathologies si l'enfant résiste aux acquisitions ou s'il déforme de façon assidue la parole (parlée ou écrite) se réfugiant dans une zone inaccessible ou transgressive qu'il aura lui même créée[68].

Lorsque le comportement imitatif nécessaire au développement de l'être vient à le rapprocher du statut de l'adulte, cela se fait dans le sillage de l'amnésie infantile que l'on peut concevoir comme une station de correspondance entre le réel et la réalité, mais aussi une zone d'inhibition fondamentale. On en connaît le cortège fait de perte, deuil, abandon et angoisse de séparation. On sait aussi l'universelle mise en perspective de la mort – inconcevable par l'esprit humain – avec cette période oubliée des souvenirs infantiles. L'accès à la métaphore est donc corrélatif du renoncement mortifère aux investissements primaires sans oublier que l'alchimie du deuil est le moteur de la transformation vers

---

[67] La similarité, congruente à la sélection, va promouvoir l'accès à la métaphore par l'intermédiaire de l'*onoma* ; au début simple énoncé par le langage de réalités extralinguistiques. Au sens strict, nous sommes dans le domaine de la métonymie qui ne recourt pas encore à l'abstraction.

[68] Sous différentes modalités qui recouvrent la pathologie de l'acquisition linguistique.

l'adulte, tandis que simultanément se constitue l'inconscient et se structurent les rapports avec le terme supérieur sur un mode oedipien.

Mais une part essentielle des activités déployées dans l'enfance et l'adolescence relève d'un statut de compromis qui est particulier à l'enfant : déjà sur le trotteur, il recherche inlassablement les occasions de s'engager dans un comportement imité de l'adulte et de s'y voir reconnu. Mais il le fait non sans ignorer son propre inachèvement - en particulier sexuel - et surtout *avec la garantie de réversibilité*. Autrement dit, en s'engageant sur la voie de la métaphore par substitution à des relations métonymiques, le sujet prend soin d'anticiper un processus inverse qui autorise à annuler les effets de la métaphorisation – qui ne conduirait qu'à l'impasse d'une inhibition - tandis que ludisme et jubilation font cortège à la contiguïté retrouvée, voire pérennisée. La timidité des jeunes est une attitude psychique représentative, au quotidien, de la crainte inhibitrice[69] suscitée par une transformation irréversible des relations. Mais on rencontre des blocages plus sévères. Face à la crise oedipienne menaçante, ils peuvent être massifs comme dans certaines psychoses infanto juvéniles ou dans les états dysharmoniques exprimés au minimum par le refus scolaire.

Très couramment, se produit une déqualification régressive du rapport métaphorique en voie de constitution. Elle s'exprime par un double mouvement qui s'amorce avec la substitution temporaire de relations imitatives à des relations métonymiques préexistantes et s'achève par le

---

[69] On note ici l'évitement du *contact du même au même*. En effet la proximité des semblables crée une incompatibilité puisqu'elle conjoint similarité et contiguïté. Le timide redoute la prise en considération en tant que similaire de son interlocuteur.

retour à la situation antérieure. L'*évitement de la rupture* constitue la structure même du comportement de jeu, depuis la dînette, la poupée, le docteur, papa-maman, les gendarmes et les voleurs[70], etc. La liste n'est pas exhaustive et le phénomène est facile à identifier dans le développement de l'être : ces activités sont régulièrement répétitives mais précédées dans les jeunes années par la formule magique[71] « on dit qu'on joue » et d'autres rituels souvent très précis.

Ce schéma qui caractérise les activités ludiques se laisse découvrir sous toutes les activités d'apprentissage acquises par le jeu similarité/métaphore. Toutes procèdent de ce même double mouvement *dont est bannie l'invention*[72]. Mais il saute aux yeux que le retour à l'état antérieur ne peut être ici éternisé. Cela conduirait à l'annulation perpétuelle de l'acquis (ou tout du moins de son expression), ce qui est l'option des cancres scolaires mais non celle voulue par la société. Une solution intermédiaire consiste en l'*altération de la ressemblance*, déformations du savoir - donc de l'acquis - plus ou moins grandes selon la performance, excellente ou médiocre et indiquée par les notations, mentions ou classements.

Il reste, à terme, l'absolue nécessité des épreuves qualifiantes qui, sur un mode critique, sanctionnent une ultime étape lorsque le temps est venu d'une transformation des relations irréversible et inéluctable. Le rituel des examens, thèses et concours n'épargne pas les lourdes angoisses qui dramatisent ces rites de passage dont l'issue est souvent assortie de rires ou de larmes. Des rituels analogues,

---

70 Si mal compris dans les « événements des banlieues » de 2006 qui sont mis en jeu par une jeunesse en mal de reconnaissance dans l'identité nationale.

71 Magique et conjuratoire de la castration menaçante.

72 L'art, métonymie ou métaphore, la discussion ne peut être close. Mais l'art est d'abord l'inutile.

identiquement structurés, existent dans toutes les communautés humaines, avec ou sans écriture, et ils sont adaptés aux opportunités culturelles du système social.

Ce détour nous conduit à mettre en évidence la correspondance étroite entre, d'une part l'expressivité de la personne, tragique ou ludique, la tonalité de son humeur et d'autre part l'orientation des procès de métaphorisation ou de « dé-métaphorisation » (c'est-à-dire la réintégration d'un statut de contiguïté). Nous sommes là *sur le lieu même des antagonismes générateurs des inhibitions* et il est curieux de constater que le passage d'une contiguïté première vers un rapport métaphorique (C → S) est corrélé avec une angoisse de séparation avec perte, abandon, deuil et métaphorisation du terme supérieur et ses effets dépressogènes que sont la crise oedipienne, la castration et la loi.

A l'opposé, le mouvement inverse de retour vers la contiguïté initiale :

C → S suivi de S → C

...correspond à l'expression d'une jubilation avec euphorie physique et psychique, au ludisme, et dans tous les cas à une activité réputée non directement productive mais potentiellement inventive, comme les arts ou les sports, de toutes natures, qui attirent particulièrement les jeunes en période adolescente.

En conclusion

Certaines inhibitions, parfois aussi fugaces qu'expressives, qui surgissent accompagnant les cris, les hurlements les mots vidés de leur signification, sont les traces de l'antagonisme que l'on voit se former par ailleurs sous la forme d'une cloison fonctionnelle étanche, résistante, dans la transition entre l'un et l'autre système de communication, verbal et vocal, avec lesquels l'humain doit composer. L'inhibition des acquis pré-linguistiques, dont dérive l'*amnésie infantile,* paraît jouer un rôle capital dans l'accès à la socialité. La question qui se pose alors concerne la nature des facteurs en présence.

Manifestés sous la forme d'attitudes abstraites[73] quasi totalitaires, ils gouvernent éventuellement le sort des pulsions et des conduites instinctuelles mais ne participent aucunement de leur nature et sont totalement autonomes par rapport à elles. Ces aptitudes, qui induisent les comportements relationnels dans le sens de la combinaison ou de la sélection, sont étrangères à l'action consciente comme à la volonté, mais elles sont absolument discriminantes vis-à-vis des rapports au réel et à la réalité.

Elles sont autonomes par rapport aux instances du psychisme ayant une représentation mentale, comme les affects ou les capacités cognitives, et qui s'offrent à l'expérience humaine et au regard scientifique avec des matériaux et un contenu.

Ces facteurs d'inhibition qui n'empiètent pas sur les concepts du freudisme n'ont pas le caractère concret de ces pulsions, des instincts, comme des désirs et des craintes qui leur sont associés. Leur mise en acte et leurs effets sont sans liens directs avec quelque principe de plaisir ou mobilisation pulsionnelle.

Indépendants de tout contenu affectif, émotionnel, cognitif, ils surdéterminent l'assujettissement aux besoins physiologiques fondamentaux : ainsi les actes essentiels de la vie, tels qu'alimentaires ou sexuels, peuvent-ils être soustraits

---

[73] Jakobson R., 1980, *Langage enfantin et aphasie*, éd. Flammarion.

aux lois naturelles, qui sont de l'ordre du réel, et contraints par le rituel qui est de l'ordre de la réalité.

Concernant le rire et les larmes, nous rencontrons une situation où les processus inhibiteurs interfèrent de manière différente et inattendue.

Si un premier examen confirme la dualité des manifestations orales de l'humain sous forme vocale ou verbale, une différence importante se fait jour pour les larmes et les rires - expression élective de l'état émotionnel. Leur pouvoir inhibiteur s'avère être de nature mécanique et sans rapport avec l'antagonisme en cause dans les autres cas étudiés. C'est au niveau ultime pharyngo-laryngé et non au niveau neuro-psychique que se fait ici le conflit qui brouille la parole.

Il demeure que les mêmes antagonismes revêtent ici encore une importance capitale mais par un autre biais.

Dans la sphère émotive, larmes ou rires, tristesse ou gaieté, paraissent déterminés par la configuration séquentielle C → S ou son contraire S → C, ainsi que cela prend forme soit dans les comportements imitatifs (métaphorisation), soit dans les comportements ludiques ou d'apprentissage.

En retour de cette étroite dépendance de notre humeur vis-à-vis des activités ludiques ou de l'assujettissement à la loi, toujours castratrice, on remarquera que le processus « larmes-rires » n'est pas directement interrupteur de la parole. Ce fait a une conséquence importante en ce sens que le langage *ne voit pas sa fonction limitée à la transmission cognitive*. La parole demeure compatible avec l'expression émotionnelle. Elle devient même un vecteur des affects, mais elle perd du même coup le rang privilégié dans l'interaction. Ainsi, compte tenu des capacités humaines d'exprimer les affects par le rire et les larmes, « *si l'on analyse le langage du point de vue de l'information qu'il véhicule, on n'a pas le droit de restreindre la notion d'information à l'aspect cognitif du langage*[74]. »

[74] Jakobson R., 1962, *Essais de linguistique générale*, éd. de Minuit.

6. Entre la voix et le verbe : l'insignifiable

Il advient donc que l'humain se trouve confronté malgré lui, sous différentes formes et dans différentes circonstances, à des expressions vocales qui s'échappent : des râles, des cris, des mots employés au-delà ou en deçà de leurs significations et semblant jaillir du corps pour faire face à une tension critique, à moins que pour ne pas la trahir elles ne s'enfouissent dans le silence. Cela peut être contre la volonté du sujet ou, plus rarement et à l'inverse, volontairement s'il y voit la possibilité d'annihiler des phénomènes verbaux intrapsychiques comme les hallucinations.

Du corps au clivage de l'énonciation

Le lien direct au corps

Ces phénomènes s'inscrivent en conjonction avec des événements appartenant à la scène du *réel* (sur laquelle nous reviendrons plus loin en détail). Cette expressivité compulsive qui révoque la langue n'est pas sans rappeler les manifestations préverbales observées chez l'enfant[75]. Il s'agit bien chez celui-ci comme chez l'adulte de manifestations qui expriment l'expérience immédiate et s'imposent dans la trace psychologique que celle-ci imprime en émoi, en émotion, en ressenti.

---

[75] Danon Boileau L., 2004, *Les troubles du langage et de la communication chez l'enfant*, éd. PUF.

Ainsi Danon-Boileau décrit-il, coexistants entre le babil qui précède et les signes linguistiques à venir, les *protomots* et les *onomatopées*.

Les *protomots* sont liés à un ressenti, à un changement soudain et constituent une « *ligne de l'affect* ». Ils ne sont pas liés de façon stable à un référent et ne valent que dans le contexte de leur énonciation. Ils apparaissent en prolongement des productions initiales, comme des cris et des sons qui auraient simplement emprunté des formes phoniques à la langue ; ils s'articulent étroitement au désir et au manque.

Les *onomatopées* sont inscrites dans un scénario moteur dont elles ne sont au départ qu'un élément métonymique qui forme ensuite l'ouverture à l'ordre des signifiants référentiels. Cela suppose une différenciation entre la production et la « nature du monde désigné », constate l'auteur. Leur généralisation s'effectue vers 1 an et 4 mois.

Comme les manifestations préverbales de l'enfant, les phénomènes non verbaux, objets de cette étude, sont effectivement liés au corps sensible et actif. Nous avons insisté sur des situations parmi les plus banales où le corps n'échappe pas à des émotions intenses, à des sensations imprévues ou recherchées. Cela est inéluctable (et enregistrable) dans la scène amoureuse : on y a observé que les productions vocales ou verbales ne se répartissent pas indifféremment durant les phases de l'acte sexuel.

Le caractère indiciel et métonymique

Le fait que ces manifestations ne relèvent pas des fonctions de la langue et du code tient à ceci qu'elles ne sont pas de même nature que le signe saussurien ; elles n'obéissent pas aux mêmes postulats logiques. On sait que le signe linguistique défini par F. de Saussure[76] est une entité biface composée d'une image acoustique (le signifiant ou empreinte psychique de la « forme du signe ») et d'un concept associé à cette empreinte (le signifié). Ainsi, le signe « chaise » renvoie à une forme signifiante (la reconnaissance pertinente de la suite de phonèmes (xez) et à un concept signifié (une représentation mentale générique de l'objet). Les deux faces du signe (signifiant et signifié) entretiennent un rapport arbitraire et leur conjonction est une condition du sens. Ce n'est pas un lien naturel ou analogique qui les unit mais une convention durable. Ainsi, le concept de « chaise » n'est lié à la suite de sons ou à la graphie qui la représente qu'en vertu d'un pacte avec les autres membres de la communauté linguistique et chaque langue pose par convention qu'il aura pour signifiant *chaise*, *stuhl*, *sedia*, *silla*, etc. Les onomatopées, malgré les apparences, n'échappent pas à la règle : leur caractère imitatif est lui-même conventionnel et se traduit différemment (*cocorico*, *cock-a-doodle-doo*, *kikiriki*... pour le chant du coq).

Ce rapport arbitraire n'est pas anodin : il découpe pour chaque langue certaines *réalités*, qui ne sont pas le *réel*, mais sont les concepts avec lesquels s'organise notre pensée. L'exercice de la parole conduit à les prendre pour naturelles.

Cette tendance nous fait supposer, à tort, que le lexique d'une langue peut être traduit mot à mot dans celui d'une autre, alors que le découpage du réel peut être différent d'un groupe social à un autre. H. A. Gleason montre ainsi comment les sept couleurs de l'arc-en-ciel « francophone » ne s'accordent pas au lexique bassa (Liberia) qui ne compte que deux signes pour couvrir l'étendue de ce spectre (*hui* et *ziza*).

---

[76] Saussure (de) F., 1916, *Cours de linguistique générale*, éd. Payot.

A cela s'ajoute le relativisme classique souligné depuis Humboldt qui explique que toute langue renferme une analyse du monde extralinguistique (que le référent soit réel ou imaginaire) avec pour conséquence, selon E. Benveniste[77], « *que les catégories mentales et les lois de la pensée ne font, dans une large mesure, que refléter l'organisation et la distribution des catégories linguistiques* ».

Il ressort, d'une manière générale, que la langue est toujours une *réalité* qui substitue au *réel* (pas forcément objectal pour autant) des schèmes de pensée dont la première caractéristique est d'être culturellement et historiquement variables. Ce rapport substitutif constituant la nature même de la langue parlée ou écrite, celle-ci est métaphorique par essence puisque le signe ne s'appréhende pas autrement que par une opération de comparativité. Il renvoie à « autre chose » qu'il n'est pas et surtout *dont il ne fait pas partie* : le référent dans le réel.

Les manifestations sonores ne s'inscrivent pas dans ce type de rapports substitutifs. Il ne s'agit jamais d'unités du code de la langue fonctionnant comme telles :

- ni dans la forme : même lorsqu'il y a ressemblance avec un signifiant (le signifié fait défaut) ;
- ni dans l'esprit : ces productions ne placent rien sur la scène sémiotique afin de communiquer ou de représenter.

Ce n'est pas pour autant que la linguistique doit s'en désintéresser : il faut les considérer comme des *indices*, ce qui implique :

- un rapport direct et non conventionnel, physique ou moral, avec le trouble ou l'événement qui suscite leur

[77] Benveniste E., 1966 et 1974, *Problèmes de linguistique générale*, vol. 1 & 2, éd. Gallimard (1966 pour la citation).

apparition (tel que la fumée, faisant partie du phénomène, est l'indice du feu) ;

- qu'ils ne sont pas intentionnellement destinés à la communication bien que produits par la voix humaine (l'empreinte laissée par le voleur est un indice, sauf si celui-ci a laissé trace volontairement afin de tromper la police).

Ces expressions étant *une partie d'un tout* dans l'expérience critique qui lie la voix au ressenti, leur *immédiateté* les situe dans un rapport causal direct, c'est-à-dire dans une figure de métonymie.

Plus qu'une dichotomie, un système oppositionnel apparaît ainsi clairement au niveau des capacités phoniques de l'humain : langue, signe, métaphore *vs* manifestations langagières extralinguistiques, indice, métonymie.

Cela nous confronte à cette évidence que l'expérience n'est pas produite à l'être par une seule voie. Elle l'est par les modes antagonistes de la *similarité* à laquelle nous lie le signe et de la *contiguïté* à laquelle nous lie notre façon matérielle de ressentir.

La réalité et le réel

La contiguïté originelle renvoie à l'inscription dans le champ du *réel* si ce dernier désigne le tissu connectif qui, sans médiation symbolique, unit et soumet l'être humain à l'empire de son biotope. Cette inscription est originelle en ce sens qu'elle est celle du petit de l'homme dans l'expérience utérine, puis s'enrichit après celle-ci. Cette contiguïté de nature quasi pavlovienne est celle qui connecte l'être à l'objet requis qui préexiste à ses besoins et ne vaut que s'il est modificateur de l'être dans sa réalité interne.

Les descriptions des psychologues font appréhender cette relation comme un système adualiste (avec indistinction de soi et du monde extérieur, comme Baldwin) et syncrétique (qui suppose une perception sensorielle ramassée et unifiée d'éléments épars).

Le rapprochement des réactions du jeune âge avec notre problématique est donc étayé par le fait que, dans la période initiale de la vie, il existe bel et bien un langage dont les productions expressives sont effectivement les cris, les hurlements, les braillements... jusqu'aux premières formes reconnues par les parents comme des mots (mais qui n'ont pas de permanence référentielle[78], un même mot pouvant désigner des réalités différentes).

La relation immédiate au réel cesse-t-elle un jour ? Assurément non ; même si sa traduction vocale se trouve occultée par un autre langage, elle perdure, sous-jacente et prégnante, par-delà l'acquisition du verbe, quand bien même le voile de la *réalité sémiotisée* cache ce premier lien en lui superposant un ordre sémantique qui dessine, selon les cultures, les us et les langues, des rapports singuliers au social, mais aussi à soi-même et au cosmos.

Cette *réalité*, articulée aux signes, se construit dans et par les activités transformatrices que les hommes exercent sur le monde, les praxies et leurs discours attenants. Son ancrage, formel et idéel, fait que notre mode de pensée, qui utilise les signes de la langue, possède sa logique que l'on peut faire ouïr et entendre à autrui si son langage et sa culture ne sont pas incompatibles avec les nôtres.

---

78 Tabouret-Keller A., 1997, *La maison du langage*, T1, P. U. Montpellier 3, coll. « Langage et culture ».

Une énonciation bipolaire

A ces deux ordres d'expérience du monde correspondent donc des manifestations langagières incompatibles entre elles. Une preuve saisissante en a été apportée par l'examen des manifestations vocales et verbales suscitées par l'accouplement où, à considérer l'importance de la culpabilité originelle, on a pu mesurer l'incidence de leur force oppositionnelle sur la structuration sociale.

D'un côté, les rapports de causalité dans le champ du *réel* - silences, cris, hurlements, manifestations désémantisées - expriment l'émoi ou l'émotion qui transitent toujours par le corps d'une certaine manière. Cela constitue le pôle vocal, et non verbal de l'énonciation.

D'un autre côté, dans le champ de la *réalité*, les choses signifiées peuvent être mises en mots, dites avec un code réfléchi et tenues dans l'interaction. Certes le pôle verbal utilise le matériau vocal mais, après l'avoir « dénaturé » en phonèmes, il le reconfigure en séquences porteuses de sens et de représentations, tandis que ce matériau vocal, qui est certes porteur du verbe, tend à *se détacher de son expressivité émotive* (principe de la « double articulation »).

Entre ces deux pôles, se trouve l'incompatible, la rupture rarement séparable du tragique voire du démoniaque :

> *Les cris et les hurlements étaient inhumains. « La forêt qui chante »* [à proximité des camps de la mort nazis, un sous-bois où l'on torturait à mort les homosexuels]. *C'est inexplicable pour l'esprit humain. C'est indicible.* Témoignage d'un rescapé dans le documentaire « Paragraphe 175 » de Rob Epstein et Jeffrey Friedman, 1999.

Car l'énonciation fonctionne autour d'un point de rupture entre la voix et le verbe : lorsque l'émoi et / ou l'émotion s'expriment par la voix, l'humain peut assurément entendre par « les parties de l'âme qui ne sont pas l'esprit », mais ne peut comprendre, ni signifier - ce qui ne veut pas dire que la conscience des événements et du ressenti n'est pas présente. L'être est muet, les mots se dérobent, se vident de leur sens. Restent alors le silence, les cris, les hurlements..., en indicible expression d'une surcharge émotive.

Ces zones grises, où l'énonciation « en langue » est impossible, nous avons choisie de les appeler « zones d'inhibition de la langue ».

Insistons cependant de nouveau : s'il y a inhibition de la langue, il y a conscience des événements ou du ressenti, mais une conscience *insignifiable*. La précision est nécessaire parce que cela n'est pas comparable au système inconscient pointé par Freud, qui est une problématique transversale depuis le pôle réel (pare-excitation et ses conséquences par exemple) jusqu'aux problématiques telles que la dénégation (opération de discours que nous sommes tentés de placer dans le pôle de la réalité).

De la voix à une expression primale

De la voix

La particularité de ces différents phénomènes est qu'ils mettent tous en avant la voix, que leur essence est phonique et leur structure non signifiante. Cette voix nous rappelle certes notre don de parole mais nous confronte aussi à notre propre nature, corporelle et innocente, car en de nombreux points sa production est comparable aux cris de bien d'autres espèces.

Elle est donc en premier lieu un phénomène physique : les premiers chapitres des manuels de phonétique ou de phonologie le soulignent en étant consacrés aux données acoustiques de sa physiologie.

Ancrage au corps, donc, en trois lieux : l'appareil respiratoire d'abord, qui fournit le fluide aérien nécessaire à la propagation des sons ; le larynx ensuite, qui impulse l'énergie sonore ; les sinus, résonateurs supraglottiques, cavités où se produisent la plupart des bruits utilisés pour la parole. Du point de vue de sa nature, la voix apparaît donc comme un « matériau », une substance naturelle aussi harmonieuse que celle d'autres organismes.

La parole, propre à l'humain, se présente ici comme une modulation de la substance vocale porteuse, dont la production demeure indépendante de l'activité phonatoire, même si elle lui est assujettie pendant la production langagière. On ne saurait donc être surpris que l'usage cependant impossible de la parole – dans les cas que nous avons présentés – n'entraîne pas automatiquement l'annihilation de la voix.

L'ancrage au corps de la voix a toutefois pour conséquence que les mouvements et états du premier, soumis aux influences du psychisme, se manifestent dans la seconde. C'est la voix (et donc la parole) qui chevrote lorsque l'on est ému, qui éclate sous le coup de la colère, qui peut être coupée d'étonnement, de rires ou de sanglots, qui se fait plus douce lorsque tout est tendresse...

La voix devient aussi un trait d'union dans l'incompatible, entre l'événement non signifiable éprouvé par l'être et son expression linguistique :

- matière issue du corps, elle en subit les humeurs et les états dont le sujet peut avoir conscience ;

- matière perçue au corps de manière archaïque, investie comme telle et comme lien primitif, elle porte un certain sens qui échappe à la conscience ;

- acte corporel, elle est « *dénaturable* » dans son origine afin de produire des phonèmes qui conduiront à la réalisation linguistique ;

- devenant substance communiquée, matière-porteuse de langue, elle va permettre les significations, la construction d'énoncés et leur expression, sauf bien entendu lorsqu'ils se dérobent.

A l'origine : l'expression

Un retour sur les premières productions vocales humaines nous permet d'éclairer des phénomènes transitionnels de première importance.

Pour le linguiste[79], l'enfant doit, à un moment donné, combler le vide de la distance. Pour ce faire, il renverse son statut opérant un passage de la position de patient, assujetti à la circonstance, vers celle d'agent mobilisant activement et intentionnellement son entourage. Cette transformation - déjà évoquée - est de grande importance étant celle qui préside à la conquête du langage : en imitant de lui-même ce qui était un simple cri, l'enfant a fait de son geste phonique détourné une forme signifiante.

Pour les psychologues, la condition de l'enfant proche de la naissance est généralement représentée en terme de confusion, d'abord entre monde extérieur et monde intérieur (confusion entre l'environnement et ce qu'il prendra pour lui-même) dans la situation qualifiée d'adualiste[80] ensuite

---

[79] Séchehaye A., 1926, *Essai sur la structure logique de la phrase*, éd. Champion.

[80] Selon le mot de Baldwin.

entre vie psychique et sensation corporelle. Ainsi pour A. Anzieu « *Les affects archaïques qui forment alors sa vie psychique ne sont que vaguement différenciés du ressenti somatique*[81]. »

Le processus qui suivra va donc réduire ces confusions et favoriser la distinction entre « intérieur » et « extérieur » tandis que l'éloignement est vécu comme menaçant. La distance impose à l'enfant une certaine reconnaissance de la présence ou de l'absence de l'objet. Elle va donc initier le mouvement qui conduira à la distinction soi / monde extérieur.

Nous constatons ici la réversibilité du processus, sachant que, plus tard chez l'adulte, l'annulation de la distance est, de façon inverse, une condition de l'intimité amoureuse et de l'immersion fusionnelle dans le réel érotique, certes fautif mais voluptueux.

Nous distinguerons, désormais, les signes linguistiques des productions vocales appelées « cris », et parmi ces dernières :

(1) les cris purement végétatifs, organiques ;

(2) les cris indiciels et sans valeur signifiante qui remplissent une certaine fonction d'appel, tels des signaux d'alarme, de détresse ;

(3) les cris à vocation signifiante qui permettent à l'enfant de s'imposer en tant que « circonstance ».

Les cris *végétatifs* (B. de Boysson-Bardies) ou organiques (A. Anzieu) sont conçus comme des réflexes somatiques mais ils ne doivent cependant pas être sous-estimés

---

[81] Anzieu A., 1989, « De la chair au verbe : mutisme et bégaiement », dans *Psychanalyse et langage, du corps à la parole*, ouvr. coll. sous la direction de D. Anzieu, éd. Bordas. (éd. originale : 1977).

puisqu'ils sont localisés dans la sphère buccale, *seul lieu où la volonté attribuée au nouveau-né manifeste quelque emprise.*

Les *cris d'appel* se distinguent des précédents en n'étant pas de « simples » représentants de la réaction somatique, mais en faisant entendre un mouvement psychique qui signe le désir, le besoin, la détresse[82].

Une certaine vision freudienne justifie une remarque dans la mesure où les cris sont des ponts entre le somatique et le psychique dans la revendication de l'objet - relié par Freud[83] aux pulsions.

Celles-ci sont orientées vers « *la résolution de la tension par les voies les plus courtes...* », et résultent de « *l'afflux des excitations endogènes* » reliées à un besoin. « *L'objet est ainsi ce en quoi et pour quoi la pulsion peut atteindre son but* » (Freud, ibid.).

L'objet est donc le substitut de la relation primale, originaire, à la chose, un substitut qui n'a rien d'un *analogon* et qui est lié à trois aspects indissociables à ce stade :

- une « *représentation de chose* » (le terme est de Freud), liée à la trace mnésique laissée par la « chose » dans l'expérience primitive ;
- une « *image motrice du mouvement réflexe qui a permis la décharge* » expliquant ainsi les différents investissements des zones érogènes ;
- un *affect*, c'est-à-dire l'expression qualitative de la quantité d'énergie pulsionnelle.

---

[82] Souligne A. Anzieu, *op.cité.*

[83] Freud S., 1946, "Triebe und Triebschickale", dans la revue *Imago*, Londres. Traduction française : 1996, "Pulsion et destin des pulsions", dans *Métapsychologie*, éd. Folio.

Il n'est pas utile, dans ces lignes, d'aller plus avant sur ce sujet complexe et riche, mais nous pouvons y lire ce double enracinement (contradictoire) du cri, à la fois au somatique et au psychique.

Incidences

Les différents cris et tous les phénomènes vocaux incluent donc d'une manière ou d'une autre le corps :

- que leur production soit réflexe,
- qu'elle convoque un objet (psychique) intimement et fondamentalement lié au corps par l'expérience primitive qui a présidé à son apparition et par les énergies et localisations érogènes qui y sont attachées.

Le signe linguistique, dans son usage courant en langue repose sur un décrochement du corps. Partagé, conventionnel et culturel, il devient un substitut des objets mentaux de l'individu : « *le mot ne peut être utilisé par l'enfant que si le refoulement fonctionne normalement. En effet, la nomination de l'objet suppose aussi* [...] *la distance prise par rapport à cet objet. Le mot est le signe de cette distance, l'intermédiaire imagé qui sort du corps* » (A. Anzieu, ibid.) et, nous ajouterons, en méconnaissant ce dernier.

Est-il surprenant qu'une sensation corporelle qui suscite, par nature, une réaction adaptative réflexe, immédiate, ajustée, anticipe si souvent sur l'énonciation linguistique ? Cette dernière suppose une pensée organisée qui requiert un minimum de distance par delà les refoulements et les investissements primaires. Nous le savons : cette distance, par le *détachement* qu'implique le langage vis-à-vis de l'expérience immédiate, est ce qui permet l'intégration intellectuelle. Celle-ci passe par la réeffectuation de l'événement. La réaction réflexe non réfléchie, immédiate au-delà de tout débat intérieur, a sans doute un caractère sécuritaire qui fait confiance à l'instinct. Ce phénomène d'anticipation émotionnelle, argumenté dans les pages précédentes, nous paraît rendre raison des inhibitions de la sphère conceptuelle dans de nombreuses circonstances, mais non dans toutes : le processus est différent dans la rencontre sexuelle. Toutefois, ni dans un cas ni dans l'autre, il n'épargne à l'être linguistique, au minimum une alerte émotive, sinon la tenace culpabilité dérivée de la plongée récursive préoedipienne.

En guise de conclusion...

La démarche ne s'attache pas à décrire tous les silences, tous les cris..., mais à réunir un ensemble de manifestations vocales (ou l'absence de manifestation) qui surviennent sous le coup d'une émotion et sont physiologiquement motivées, alors qu'un discours « cohérent » travaillé par la langue s'avère dans l'instant impossible. Ces phénomènes permettent de pointer une forme d'incompatibilité entre un processus émotif et l'expression langagière dotée d'une signification. Une possible explication de cette incompatibilité réside dans la nature même du langage, par essence métaphorique, « autre chose » que le réel voire antagoniste du réel sur lequel il pose un voile de réalité signifiable. Or, cette réalité n'est pas le réel auquel le corps est ancré. Dans la dynamique des processus secondaires, elle n'est accessible qu'au prix de la dénaturation et de la réaffectation de l'objet. L'impossibilité d'énoncer de manière « cohérente » advient lorsque le ressenti est si intense que le réel ne peut se faire prendre pour la réalité.

Cette incapacité n'affecte pas la voix, dont la nature première est liée au corps. La voix exprime alors, par sa rétention, l'impossibilité de discourir, et par sa fulgurance explosive une autre scène, obscène, celle du corps en expression non maîtrisée, ce corps à l'ordinaire dénié par l'humain parce qu'il rappelle trop celui de l'animal, de la bête dit-on, mais peut-être surtout parce qu'il renvoie à quelques archaïsmes expressifs de l'enfance préverbale et donc préoedipienne. Mais cette autre scène, toute refusée soit-elle, est bien là. Et, le temps d'un cri, s'installe la conscience d'un émoi intense en même temps que la confusion de la représentation qui restera ici non consciente et – tout du moins – sans substitut conscient, puisqu'elle ne peut être insérée dans les rets de la langue d'où le corps propre, subjectif, vécu et ressenti, est expulsé.

Les expressions que nous avons croisées ici passent pour particulières, exceptionnelles, voire extraordinaires. On aurait tôt fait de les placer au rang d'accidents sans importance si elles ne dévoilaient, à y regarder de plus près, le divorce entre le signe et le soma, ses états, ses mouvements qui ne peuvent être cernés au réel. Alors, elles cessent de paraître marginales pour souligner ce mouvement de négation qui sous-tend tous les actes de parole.

Elles dévoilent un espace, la « zone d'inhibition de la langue », dans lequel le discours et la pensée linguistique, sémiotisés, ne peuvent être tenus et disparaissent pour un temps au profit d'une expression qui est première historiquement chez l'homme (et sûrement chez son espèce) et qui perdure bien que nous l'occultions aussi souvent que possible sous le voile de la réalité. Les incidences de ces phénomènes s'observent sur le plan linguistique, dans ses conséquences cognitives, mais impliquent également l'intégralité de nos manières d'être au monde, corps et âme, par la pensée et les sens.

7. Les racines linguistiques de la culpabilité

Le corps et l'esprit

Qu'il vénère un Dieu de Justice ou un Dieu d'Amour, de longue date l'humain s'est trouvé potentiellement coupable soit de transgresser la loi divine, soit de ne pas aimer ce Dieu à la mesure du don d'amour qu'il en reçoit. Il est juste de dire qu'une morale laïque gagne du terrain et, depuis le Siècle des Lumières, laisse penser que l'être doive échapper au jugement et donc à cette culpabilité intrinsèque qui est en lui « *comme le ver dans le fruit* ». Mais ne peut-on encore s'interroger devant la vigueur du puritanisme qui, malgré cela, a sévi au cours des derniers siècles en Occident ? N'est-ce pas en apparente réaction contre cette vague moralisante que la sexualité en est venue, à notre époque, à inspirer les pédagogies, la morale, les idéologies, voire le discours de l'Eglise qui, il y a peu, la refoulait si fort ? Cela n'est pas un hasard car dans le domaine sexuel, agité comme déterminant fondamental par le freudisme, nous sommes à l'articulation du corps et de l'esprit et pas loin de rejoindre les sources helléniques de notre culture.

Il est en effet dans la tradition de pensée occidentale de s'accommoder d'une coupure entre corps et esprit. On la retrouve sous des formes diverses (monde sensible et monde des Idées par exemple) et pas toujours concordantes. Sous ses abords variables, la question en suspens, toujours la même, est celle de l'adéquation entre ce que nous percevons et qui nous sollicite, ce que nous pensons et quelque vérité qui se poserait çà ou là sur cette ligne de partage.

Que le règne soit celui de la Justice ou celui de l'Amour, l'idée a cours que sagesse et vérité ultimes sont à rechercher en tous temps dans quelque Vulgate. Jadis sous l'arbitrage et la volonté du Créateur, puis de la Raison après le Siècle des Lumières, elles paraissent tomber maintenant sous celui du Sexuel. Certains y verraient une libération après tant de censures impitoyables et d'interdictions cruelles, mais cette Vérité-là n'est pas neutre. En cette période où les psychothérapies, nourries de freudisme, sont substituées au religieux, elle place l'arbitrage dans une tension entre le désir et la pulsion et cette tension est fautive.

Comment ne pas percevoir que pas plus que le Divin ou la Raison, donnés comme des interrogations ultimes, la sexualité est en vérité une *réponse* qui clôt un débat moral ? Certes, plus ambiguë, elle pose à l'humain une question intime qui se présente comme un leurre. Elle écarte la question centrale des motifs de la culpabilisation donnée comme inhérente à une condition humaine bordée d'interdits. Comment pourrait-il en être autrement lorsque la sexualité est posée comme *la* réponse scientifique en tant que déterminant fondamental de nos actions ? Donnée tantôt comme le moteur du désir et de la créativité, tantôt comme un morceau de nature, elle renvoie plus que jamais l'être aux incertitudes du sensible et du passionnel, la société à sa névrose, la civilisation à son malaise.

Platon en introduisant la théorie des idées suppose d'hypothétiques modèles de toutes choses, des essences immatérielles éternelles et immuables (*eidos*). On voit ici l'amorce d'une démarche intellectuelle visant à désembourber la pensée de la perception, l'être de la sollicitation pour atteindre les Idées qui existent indépendamment de notre entendement, de notre capacité à les penser.

A ce monde intelligible, le philosophe athénien oppose alors un monde sensible qui est celui de la perception sensorielle. L'homme ne perçoit pas la nature de toute chose mais des avatars fluctuants et mobiles, saisissables par empirisme et tournant le dos à la lumière, au Bien assuré, aux *eidos*.

Nous voici soumis par le corps au sensible qui est le lieu de la méconnaissance de l'erreur et de l'illusion. Et lorsque Platon en appelle à Eros, à l'Amour qui est manque, désir de ce que l'on n'a pas, c'est pour nous convier à une contemplation de la Beauté pure, en une dialectique qui conduit de la beauté du corps à celle de l'âme jusqu'au Beau. C'est dire alors que cette coupure pose pour fondement l'infériorité du commerce corporel, sensible, qui éloigne l'homme de la beauté idéelle des choses, l'expose à l'erreur et à la faute.

Pour simplifier, on peut opposer le corps sensible aux Idées essentielles.

Cette ligne de partage se poursuit en direction de l'éthique. Ici, Platon pose le véritable travail du philosophe qui doit *remettre de l'ordre dans la cité* en veillant au Bien. L'âme accueillant le Bien, c'est-à-dire l'âme juste et raisonnable, domine l'impulsive colère, le désir sauvage. Ici encore, le couple sensuel/sensible est condamné.

L'âme et le sexe

Cette voie ouverte depuis l'Antiquité sera relayée sous de multiples formes qui feront une constante de la stigmatisation du corps ou tout du moins de sa relégation au second plan.

Le christianisme, issu du courant biblique, a tôt fait de s'en emparer et de l'intensifier jusqu'à l'extrême. Ainsi, de saint Augustin qui fait de la méconnaissance du divin la condition première de l'homme, marquée par la dispersion dans le sensible, l'aliénation à l'expérience directe et l'errance du désir. « *Ne vivez pas dans la ripaille et l'ivrognerie, ni dans les plaisirs impudiques du lit, ni dans les querelles et les jalousies ; mais revêtez-vous du Seigneur Jésus-Christ, et ne pourvoyez pas à la concupiscence de la chair* » (Saint Augustin[84]).

Cette première enfance est alors caractérisée par le péché, dans lequel vit Augustin avant qu'une intervention divine l'invite à consulter l'Evangile.

Il demeure que nous sommes, tout à la fois, héritiers du christianisme et de l'Antiquité gréco-romaine. Les divinités honorées par nos prédécesseurs s'illustraient par des prouesses érotiques et des tribulations amoureuses qui, loin d'être oubliées, « défrayent la chronique » depuis plus de 2000 ans. De ces héros, les siècles successifs n'ont cessé de s'inspirer. L'hellénisme fut et demeure, à travers les Arts, ses Héros et ses Dieux, la célébration inégalée de l'homme et de son corps.

En contraste, ce fut une préoccupation constante des premiers chrétiens que de rompre avec les divinités concurrentes des temps antérieurs. Celles-ci étaient à formes humaines et, en réaction politique et idéologique, le christianisme naissant repoussa l'idolâtrie. La nouvelle religion ne reconnaissait qu'un seul Dieu, non soumis au temps et incorporel. En conséquence, et malgré le Mystère de l'Incarnation, la glorification de l'homme visible fut vite censurée par la foi chrétienne. Simultanément, les auteurs chrétiens écartèrent toute complicité charnelle entre l'homme et les dieux. Avec un soin particulier, ils exclurent du divin toutes représentations accessibles aux sens. Certes,

---

[84] Saint Augustin, *Les Confessions, Dialogues philosophiques*, livre VIII.

en introduisant l'homme dans la Création, l'Écriture suggère un Dieu à forme humaine : « *Créons l'homme à notre image et à notre ressemblance* » lit-on dans la Genèse. Mais cette ressemblance entre la Créature et le Créateur ne saurait concerner notre corps : « *le modèle du corps ne contient pas l'image de Dieu* [l'image de Dieu] *c'est notre homme intérieur invisible, incorporel, incorruptible et immortel* [cette] *image de Dieu, à la ressemblance de laquelle l'homme a été fait* [...] *ne peut être que* [le Christ qui] *prit lui-même* [...] *l'image de l'homme et vint à lui* » (Origène[85]).

Par l'Incarnation, c'est la divinité qui « prend l'Image de l'homme » et non l'inverse. Ce fait est déterminant pour la culture occidentale ; il confirme et affirme qu'il n'existe, pour l'humain, aucun référent corporel dans le monde céleste. Aucun modèle n'est proposé à l'être pour sa personne physique. Le modèle de son corps et l'agir corporel ne renvoient l'homme qu'à lui-même, aux incertitudes et au doute.

Cette absence de référent céleste a une conséquence plus grave : l'exclusion, comme ce qui n'est pas tendu vers Dieu est païen et voué, donc, à l'anathème.

On sait combien, dans la pensée occidentale, la raison est mise en garde contre les sollicitations matérielles de la vie, contre le monde pulsionnel et les réalités passionnelles. Une telle attitude ne fut pas sans effet : les chrétiens, invités à la chasteté, occultèrent le corps en même temps que le sexe. Même les soins du corps furent quasiment prohibés et les plus exemplaires d'entre eux furent loués pour leur saleté. « A quoi bon chercher la propreté dans le cilice ? ».

On comprend qu'une durable disqualification ait affecté les arts, les lettres et annihilé les sports : c'est en tant que

---

[85] Origène, (cit.) 1976, *Homélie sur la Genèse- I-13 - Sources chrétiennes* ; éd. du Cerf.

culte païen que les Jeux olympiques furent frappés d'un interdit qui, étonnamment tenace, perdura 1500 ans... Dans la période hellénique classique, l'une des plus brillantes de l'histoire humaine, l'éducation érotique était partie intégrante de la pédagogie. Elle fut désormais, et demeure, repoussée avec horreur.

Ceci explique qu'en tant que fondement de la culture occidentale les racines judéo-chrétiennes ne cessent d'être négativement désignées comme génératrices d'une vie sexuelle perturbée et appauvrie, sinon dévoyée. Il subsiste encore des traces non négligeables de telles exclusions : que n'entend-on déplorer « *dans ma famille on ne parlait jamais de ces choses-là* » !

Il n'est que plus digne de remarque qu'une orientation actuelle de l'Eglise vers une légitimation de l'éros se fasse jour tandis que ce retour transforme en un don de Dieu ce qui était au départ une tache irrémédiable.

Il saute aux yeux que ce don paraîtra à plus d'un comme don contraignant, offert au destinataire pour sa transformation. Cela ne saurait que favoriser une emprise sur la personne. Si l'église reconnaît explicitement l'Eros comme facteur d'accomplissement de soi, elle ajoute : « *Il devient ainsi évident que l'éros a besoin de discipline, de purification, pour donner à l'homme non pas le plaisir d'un instant, mais un certain avant-goût du sommet de l'existence, de la béatitude vers laquelle tend tout notre être.* » (Benoît XVI[86]) Avec des accents platoniciens, cette béatitude n'est autre que l'union méritée avec Dieu.

Ce dévoilement de l'érotisme ne s'annonce donc pas comme un échange libéral de biens mais comme un don-

---

[86] Lettre encyclique *Deus caritas est*, du souverain pontife Benoît XVI. Donnée à Rome le 25 décembre 2005.

poison qui introduit dans l'espace privé et dans le jeu social une puissance impossible à résorber, puissance ne pouvant faire l'objet d'aucune négociation[87], comme le péché originel certes, mais qui à sa différence n'a plus pour caractéristique première d'anticiper le débat intérieur ni d'être collectivement partagée. Cette puissance est destinée à se trouver reconnue, *ne faisant qu'un avec ce qu'elle impose*. Et on sait combien un totalitarisme ecclésial est rebelle au jeu des médiations et des délégations.

La fracture sémiotique

Il apparaissait plus que nécessaire d'interroger l'origine de la culpabilité sexuelle telle qu'elle inspire les Écritures et perdure dans notre culture.

Nous l'avons imputée, en première analyse, à la double rencontre avec le corps et avec la personne de l'autre et à un certain jeu contradictoire affectant les relations du corps et de l'esprit. Chez l'être linguistique, l'accès à la connaissance apparaît à l'articulation de deux procès distincts et coactifs ; mieux encore, sous son unité apparente, le Verbe dissimule un processus essentiellement duel et bipolaire. Dès la constitution du langage, ces deux procès empruntent les voies antagonistes de la similarité et de la contiguïté. La première est celle du signe et du logos accessibles par sélection et structurant la réalité intelligible ; la seconde est accessible par combinaison[88] dans le champ du réel auquel nous lie, dès l'origine, notre façon matérielle de sentir.

---

[87] Schneider M., Endiguer C., 1995, dans l'ouvrage de Habib C. : *La pudeur, la réserve et le trouble*, Paris : Éditions Autrement. Série Morales n°9.

[88] Métaphore et métonymie. Ces deux figures de style dérivent des facultés maîtresses de l'esprit, la comparativité et la connectivité, dont les concepts remontent à Aristote.

On aura perçu là une seconde fracture recoupant certains aspects qui apparaissaient chez Platon. Cette problématique révèle le *savoir sensible* comme un autre mode d'accès à la connaissance, après avoir érigé un premier mode d'être au monde. Premier, si ce n'est primal, il est dans l'histoire de l'homme supplanté par un autre mode de savoir, sémiotique, articulé au mot, au signe linguistique.

Une seconde distinction poursuit donc son histoire via Hobbes et Freud. Il n'est plus question de condamner le sensible comme le mal ou l'erreur, mais de le présenter dans un processus différent de celui qui fait sens à partir de significations codifiées. Cette perspective n'est pas loin d'être

---

a) En rhétorique la métaphore est une « comparaison sans les termes » (sans les instruments de la comparaison) : « C'est un lion » pour « il est comme un lion ». Mais elle est surtout une opération mentale essentielle par laquelle l'esprit humain décèle la présence ou l'absence de similarité entre deux réalités disjointes, donc dégage leurs caractères communs. Par exemple de « chaud » et « froid » dérive la notion de « température » qui ne désigne ni l'un ni l'autre et permet de parler des deux. C'est une idée abstraite. De même pour le mot « passion » qui ne désigne ni l'amour ni la haine. La métaphore est donc créatrice de sens nouveaux et d'abstractions.

Dans la psychogénèse, la métaphore advient lorsque la personne, apte à soutenir sa verticalité, est capable de percevoir l'autre en tant que différent. Dans la conversation, cela confère l'aptitude, à partir du discours de l'autre, d'extraire des caractères communs qui vont produire un sens à la fois représentatif de chacun et différent. Elle est liée à la pensée rationnelle.

Elle fonctionne sur la « substance communiquée » : la parole.

b) La métonymie dérive de la faculté de connectivité. Elle exprime dans le langage un rapport extralinguistique. Elle vérifie ou exprime l'inclusion de deux réalités dans un ensemble commun (par exemple chaud-froid → tempéré); elle les installe dans une proximité de sens, de situation, temporelle ou spatiale, dans un rapport de coordination ou de subordination. Elle relie la cause à la conséquence. Elle fonctionne sur la « substance communicante » : l'émotion, l'échange amoureux. D'après Morier, op.cité.

la nôtre, mais nous refusons de porter l'accent sur un processus qui doit conduire à dépasser la sensation au corps. Nous plaidons au contraire pour la reconnaissance d'un mode d'être au monde que la réalité sémiotique, bien qu'elle l'occulte, n'éradique pas.

Thomas Hobbes s'intéresse à la fabrique des représentations et, sans l'évoquer directement, il ne peut éviter la dualité d'un partage sémiotique. Le point de départ de son raisonnement est le corps. Ce dernier subit des influences du monde extérieur auxquelles il est sensibilisé et qui sont transmises au cerveau sous la forme de « *sensations* ». Elles deviennent « *images* » (qui persistent sous forme de souvenirs alors même que la sensation première se dégrade). Hobbes conçoit l'amarrage d'un *mot* à une *image* et voit ici le processus de « compréhension », le « discours mental » étant ainsi la consécution d'images, de pensées. On saisit l'importance particulière qu'a accordée le philosophe au langage et à la parole, considérés comme les médiateurs *qui, à partir de la sensation, rendent possible la transformation du discours mental en « discours verbal »*, parole, donc, qui permet la pensée proprement dite par combinaison des éléments - désormais « signes » (et permet aussi la communication entre les hommes).

Une dualité apparaîtra également chez Freud pour qui une pulsion s'exprime sur deux modes : celui de l'affect et celui de la représentation.

L'affect est donné comme « *l'expression qualitative de la quantité d'énergie pulsionnelle*[89]. » Il s'agit donc d'une perception de la force, de la puissance de la pulsion (la quantité sera, elle, désignée sous le terme de « *quantum d'affect* »).

---

[89] Laplanche J. et Pontalis J.-B., 1967, *Vocabulaire de la psychanalyse*, éd. PUF.

Nous entendons sous le terme de *représentation* « *ce qui forme le contenu concret d'un acte de pensée [...] en particulier la reproduction d'une perception antérieure*[90]. » On s'attend à trouver les représentations dans le système de la conscience, mais l'on doit distinguer les « *représentations de choses* » des « *représentations de mots* ».

En étudiant les névroses obsessionnelles, Freud fait l'hypothèse qu'il peut y avoir glissement du quantum d'affect d'une représentation vers une autre. Mais nous nous trouvons alors devant un paradoxe : une représentation peut donc trouver place dans le système inconscient. S'étonner, ce serait ignorer que dans ce cas - celui des représentations de choses - le terme « représentation » est presque pris comme synonyme de « *trace mnésique* », si l'on entend par ce dernier syntagme un signe coordonné à d'autres mais qui n'est pas (plus) lié à une stimulation sensitive.

Enfin, la « représentation de chose » se lie à la « représentation de mot » dans le système préconscient/conscient.

Que remarque-t-on ? De *Hobbes à Freud*, une ligne de partage se dessine qui voit, d'un côté, la perception sensible et sa trace, d'un autre côté, le signe linguistique et les constructions sociales :

	Corps	***Langue***
Freud	*Représentation de chose*	*Représentation de mot*
Hobbes	*Image*	*Mot*

Cette ligne de partage n'est pas étanche : les représentations de mots (de par le code et la culture qui les sous-tendent) vont influencer les perceptions, organiser, dans la pensée, des classes qui ne sont pas sans agir sur les

[90] Lalande A., cité par Laplanche J. et Pontalis J.-B., op. cité.

images… d'autant que l'homme guette chez son petit ses premiers mots comme le signe de son entrée dans l'humanité parlante, distincte du règne animal dans lequel il « végétait » jusque-là.

Cette influence ne conduit cependant pas à une occultation : le mode sensible est recouvert, dans l'activité de pensée, par le mode sémiotique, parce que cette pensée (communicable et communiquée) est organisée en et par les signes. Cela ne signifie pas que le sensible disparaît ou se dissout totalement dans le sémiotique. Pour preuve, il peut même reprendre le dessus, ne serait-ce que pour un temps, lorsque les événements subis dépassent ou surprennent notre capacité d'entendement : les mots nous manquent, dit-on alors, comme les grandes douleurs ne peuvent se dire…

À côté de la stigmatisation morale du corps et du mode sensible, se trouve donc, sous diverses modalités, une distinction sémiotique qui fait du mode sensible un mode méconnu, à dépasser. Cela se fait, dans l'histoire de chacun, en apprenant à parler sous peine de passer pour un fou, un arriéré, un simulacre d'être.

La culpabilité et ses racines linguistiques

Il demeure qu'une certaine lecture permet de relier le versant culpabilique qui entoure l'expression sexuelle de l'humain à la désactivation de la chaîne signifiante et, au-delà, à la césure corps/esprit déjà pointée par les philosophies antiques.

Nous avons vu que cette dualité, qui donc nourrit les interrogations des penseurs, génère pendant l'acte sexuel sur le lieu du langage une confusion ponctuelle à laquelle nous avons attaché une grande importance. Ce phénomène advient lorsque la communication corporelle occupe le rang privilégié et se met en concurrence avec la communication linguistique ; la confusion signifiant / signifié qui s'installe a pour conséquence l'invalidation du signe. Ainsi l'être adulte est-il, un temps, dépossédé du langage et reconduit à un statut préverbal.

Hors les cas signalés de résistance au lâcher prise, cette « sortie de la parole » dans l'étreinte érotique a pour effet d'autoriser une pleine jouissance dans l'espace du réel : elle en est une condition. Cet espace ne réserve pas que de la culpabilité, il immerge aussi dans la félicité infantile, celui du « nirvana » primitif et, il faut le remarquer, celui d'une certaine *toute-puissance*. Ce point est très important parce qu'il revêt des perspectives mentales ambiguës, bien senties et connues pour être une composante inéluctable du plaisir sexuel.

Il y a aussi un revers à cette médaille : l'adulte sexué n'est plus un enfant et le monde préverbal, certes attractif, est révolu chez l'être qui est doté d'un langage. Y faire retour c'est renouer avec l'univers d'une contiguïté maternelle pré-onymique et originelle mais dont la connotation incestueuse est clairement reconnue. Rompre avec l'univers de la parole et de la pensée, c'est aussi cesser d'exister à l'ordre du logos, du savoir, de l'idéologie, de l'identité, de toute médiation symbolique et de la Loi. Une telle occultation est une traversée critique où l'on n'a pas manqué de voir la racine des symptômes mélancoliques ou autistiques faits de mutisme et de catatonie. Elle a été aussi largement explorée par la psychopathologie freudienne.

Nous sommes en présence d'une étape du parcours linguistique de l'enfant éclairant singulièrement cette loi du châtiment assortie du système d'interdits qui nous intéresse. Il s'agit de l'oubli des souvenirs infantiles, événement capital interposé entre le contact premier avec le réel et l'acquisition de la parole.

Cet oubli concerne les investissements primaires, les objets premiers qui cependant ne peuvent pas disparaître ; le biberon ne cesse d'être le biberon, le sein d'être le sein et la mère ne cesse d'être la mère. Ces éléments du réel se sont constitués en objets par leur effet modificateur sur l'économie interne de l'être ; ils ont constitué une réponse en lien avec un besoin préexistant. La prégnance qu'ils tirent de la contiguïté originelle s'effacera avec l'avènement du langage, du signifiant et de sa capacité de substitution. Mais ils ne seront jamais totalement déliés : une force incentive, refoulée sans être jamais abolie, subsiste dans l'inconscient tandis que la tétée va se négocier par ce qui n'a été au départ qu'une étiquette sonore : la parole substituée[91].

Ces objets conservent une dynamique génératrice de jouissance. Faute de pouvoir les annuler, l'enfant, devenu linguistique, se trouve dans l'alternative de deux contraintes constitutives des tabous générateurs de l'ordre humain :

- dans la sexualité et d'autres fonctions[92], confronté à la contiguïté inéluctable, il les exclura du verbe, du geste et de la scène sociale, solution habituelle là où s'applique la pudeur corporelle et les tabous attenants ;
- ailleurs, il annulera sa propre existence ou plutôt « rayera de son histoire » une partie de celle-ci, la partie prélinguistique. C'est le procédé le plus efficace et le plus économique qui revêt la forme de l'*amnésie infantile*.

On notera que celle-ci vient remplir plusieurs fonctions. Outre celle de « peupler » l'inconscient par le refoulement, il lui est normalement dévolu de thématiser l'inconcevable,

---

[91] On peut ainsi discriminer deux types de relations concurrentes sur le même objet dont on ne peut suspendre l'existence.

[92] Les fonctions excrémentielles d'abord. Pour les conduites alimentaires, la forte ritualisation jointe à la cuisson et à la transformation des aliments résout le problème.

c'est-à-dire *la mort*, dont elle représente le prototype dans l'histoire culturelle de nombreuses sociétés[93].

Mais - c'est là notre propos - la mort, en Occident, est érigée en fonction punitive parce que grande castratrice, grande séparatrice. Complice de l'amnésie, elle accompagne toutes les crises transformatrices, dont celle des adolescents qui flirtent si volontiers avec elle.

Elle est au premier plan dans la thématique du Péché Originel où elle est la sanction anticipée du désir : on sait que l'humain a perdu avec la Chute son immortalité première.

Il est alors possible de porter un autre regard sur la césure corps/esprit pour laquelle nous avons considéré ce qui pourrait apparaître comme un double processus, l'un de portée anthropologique, l'autre, originaire, plus précisément linguistique. La fracture « sémiotique » désignée comme seconde va, dans les faits, se révéler comme première et déterminante.

Le thème du Péché Originel s'avère cristalliser une problématique complexe d'interdits sans attaches exclusives avec la sexualité.

Echappant aux difficiles problèmes d'approche scientifique d'une autre culture, nous évoluons ici dans notre propre milieu originaire. Nous pouvons, en conséquence, espérer approcher au plus près les facteurs de cohérence de l'individu et ceux de la société à laquelle nous appartenons.

Malgré la grande portée du mythe du Péché Originel, l'interdiction faite au couple primordial d'approcher l'Arbre de la Connaissance n'est pas un enjeu ni un défi essentiellement sexuel. Corrélée avec l'institution du travail

---

93 On ne s'étonnera pas que l'intensité de la culpabilité sexuelle et des censures concernant le sexe soit corrélée à la représentation de la mort et de l'au-delà selon les cultures.

transformateur (*tu travailleras à la sueur de ton front....*) et de la créativité corporelle (*tu enfanteras dans la douleur...*), nous pouvons percevoir dans l'interdiction de cueillir le Fruit Défendu la révocation des pratiques anciennes de chasse et de cueillette au profit des pratiques agricoles qui seront celles de la révolution néolithique. Non moins importants sont les rapports à la Connaissance et les problèmes de la métaphorisation du terme supérieur (« *Vous serez comme des Dieux* » - « *Voilà que l'homme est devenu comme l'un d'entre nous pour connaître le bien et le mal. Maintenant, qu'il n'aille pas étendre la main, prendre aussi de l'arbre de vie, en manger et vivre à jamais.* »). Ces questions ne sont pas notre objet immédiat mais lui sont néanmoins reliées. L'homme, devenant créateur à son tour, affronte les problèmes critiques de la transmission du savoir, popularisés ailleurs par l'affrontement oedipien avec le père (souvent en terme de « meurtre du père »).

Le mythe, en tant qu'histoire culturelle, possède donc une épaisseur sémantique par laquelle il structure en une totalité la diversité des rapports de l'être à soi-même, au social et au cosmos. On perçoit donc, cristallisé, un ensemble d'interdits autour de ce fait liminaire qu'est la coupure sémiotique rendue évidente et perceptible dans l'acte sexuel par le *regressus* pré-onymique qui lui est associé.

C'est donc à ce point précis que nous nous attachons et dont la sexualité en acte se trouve être le révélateur. Le processus culpabilisant paraît essentiellement lié à ce que nous avons désigné comme une déchirure de la chaîne signifiante. Ce sont en effet le désir et l'accomplissement sexuel ayant pour conséquence :

1. le face à face avec l'univers préverbal dont le contenu est *pour l'adulte* chargé de connotation fautive ;

2. une rencontre potentiellement terrifiante avec un Léthé primitif radicalisant l'exclusion punitive et le châtiment.

Malgré la cause révélatrice qu'est la sexualité, le facteur déterminant de la culpabilité s'avère être intimement linguistique dès l'instant où elle trouve son origine dans la confusion entre substance communiquée et substance communicante. On remarquera que le phénomène équivaut *in fine* à l'annulation de la barre saussurienne et donc à la suppression de toute signification. Nous sommes loin de l'irruption de quelque loi morale issue d'une immanence supramondaine.

En d'autres termes, si toute construction de sens implique que le signifiant se sépare du signifié, le germe de la culpabilité réside donc dans l'abolition de cette séparation fondamentale. Ce phénomène est d'ailleurs indépendant du sens dont sont porteuses les unités linguistiques. Il n'est pas résorbable par voie symbolique.

Conclusion

Au terme de ce parcours, qui ne se veut qu'exploratoire, qu'avons-nous observé ?

Au départ un comportement humain, ordinaire et universel, qui montre une incompatibilité majeure entre l'acte de signifiance linguistique et l'acte sensible corporel. Sous le coup d'une émotion vive, le processus d'énonciation est inhibé et aucun discours ne peut être tenu, laissant place aux silences, aux cris, aux râles, aux jurons…

Cette incompatibilité observable pose ainsi une ligne de partage entre deux modes d'être au monde.

Une inscription directe au réel, d'abord, sans recours à la médiation symbolique ni aux représentations par le biais du corps, ni des traces que les expériences y ont inscrites. Cette inscription est originelle, universelle et vaut pour tout être vivant. Elle correspond, à sa racine, aux comportements vitaux d'un organisme inscrit dans un environnement. Chez l'homme, elle est occultée au fur et à mesure que l'enfant entre dans le langage adulte mais sans pour autant disparaître : il y a, brièvement dit, masquage à la conscience.

Une inscription dans une réalité sémiotique articulée à une pensée par représentations s'ensuit, culturelle et langagière. Cette pensée est celle qui occupe notre conscience et organise notre vision du monde et de nous-même en signes, différemment selon les groupes.

Entre les deux : une ligne de partage.

Cela ne signifie pas que les deux inscriptions n'ont aucun commerce entre elles : les interactions sont évidentes et même fondamentales. Le travail essentiel de la conscience sémiotique est de transformer sous forme signifiée et signifiante les rapports sensibles au réel. C'est ainsi que nous nous le représentons en pensée et surtout, utilement, en accord avec les autres.

Il y a donc des liens mais chacun peut observer que dans certaines circonstances ce commerce est rendu impossible.

Nous avons, dans un premier temps, remarqué comment l'inhibition de l'énonciation et de « la sémiotisation en langue » pouvait survenir dans le contexte de la relation amoureuse. Cette observation présente un double intérêt.

D'abord, elle souligne comment cette inhibition n'est pas forcément accidentelle. Elle est, de manière latente, préparée par la parade amoureuse qui consiste déjà en un détournement des significations et multiplie l'usage des tropes comme un préliminaire à la sortie de l'expression en langue. Pour simplifier, on pourrait présenter un usage ordinaire de la langue où les mots désignent les choses (« offrir un dernier verre » signifie *proposer à boire*), puis un usage sous forme de tropes (lors de cette parade notamment) où les mots sont employés de manière détournée et codée (« offrir un dernier verre » peut ainsi, selon le contexte, consister en une invitation au rapprochement intime).

Ces préliminaires conduisent, dans un second temps, à l'acte conditionné par la sortie de parole. Dès lors que l'agir corporel érotique croit en intensité, l'usage ordinaire des mots disparaît au profit d'une communication vocale réduite aux bruits de la phonation et à des expressions « désémantisées ».

Ces premières observations, dans un contexte qui les fait paraître extraordinaires, sont alors relayées dans des situations de la vie courante. Nous remarquons alors que ces inhibitions (appelées commodité ZIL : Zone d'Inhibition de la Langue), sont fréquentes et nous pouvons développer une analyse plus fine des manifestations vocales qui les accompagnent. Ce travail permet d'éclairer, notamment, le fonctionnement de la voix. Mais il souligne aussi que dans le processus psychotique le patient utilise les cris et d'autres manifestations non codées pour se protéger des hallucinations qui paraissent alors être des unités sémiotiques orientées dans une configuration aberrante.

Deux études suivantes visent à approfondir deux aspects particulièrement importants de l'expressivité vocale.

La première s'attache aux jurons et injures en développement des expressions désémantisées. Ainsi visons-nous à éclairer le destin des mots interdits, la bienséance n'étant autre que l'envers du juron.

La seconde s'attache aux rires et aux pleurs en tant qu'ils installent un mode de communication spécifique médié de manière caractéristique par l'expression corporelle des émotions.

Le clivage présenté paraît alors être un élément constitutif, originel de la pensée. Une étape capitale est marquée par l'oubli des souvenirs infantiles, que nous avons désigné comme la « station de correspondance » entre l'univers du réel et celui de la réalité. Le chemin ne peut continuer que si l'on quitte l'un pour entrer dans l'autre et le retour inverse n'est jamais innocent. Pour explorer cette dimension, nous choisissons d'observer comment se déroule l'acquisition du langage qui, chez le petit de l'homme, se trouve éclairée d'un point de vue linguistique et psychologique. Elle se présente alors comme l'entrée par la pensée dans le monde des hommes en tant qu'êtres sémiotiques. Cette entrée est surveillée de près par les parents qui craignent que l'enfant ne parle pas, ou mal, ou « pas droit » (d'où le recours aux orthophonistes) car l'enfant qui ne parle pas (sauf cas de surdité / mutité) n'accède que partiellement au statut d'être social[94].

Chemin faisant, nous entrapercevons les conséquences de cette ambivalence ontologique sur le plan social et anthropologique. La question de la pudeur se pose alors et nous développons notre réflexion du côté des racines de la culpabilité dans le processus d'inscription de l'individu (non amputé de sa dimension charnelle et sensible) dans le corps social en une personne (dont l'étymologie nous apprend qu'elle est un « masque, un rôle ») aux élans pondérés.

---

[94] Pour un exemple : Morenon J. et Perea F., 2005, « Le sauvage et le signe. Les enseignements de l'histoire de Victor de l'Aveyron », revue *Nervure - Journal de psychiatrie*, Tome XVII, n°9.

Bibliographie

Avila T. d', *Oeuvres de Sainte Thérèse*. Lecoffre et Cie. Edit. Paris. 1859.

Anzieu A., « De la chair au verbe » dans *Psychanalyse et langage* (ouvr. coll. sous la direction de D. Anzieu), Bordas, Paris.

Benveniste E., 1966 et 1974, *Problèmes de linguistique générale*, vol. 1 & 2, éd. Gallimard.

Bergson H., 1940, *Le Rire*, éd. Quadrige, PUF.

Boysson-Bardies B. de, 1996, *Comment la parole vient aux enfants*, éd. Odile Jacob.

Cicéron, *Livre des devoirs* cité par J. C. Bologne, 1989, *Histoire de la pudeur*, éd.Orban.

Danon-Boileau L., 2004, *Les troubles du langage et de la communication chez l'enfant*, éd. PUF.

Fònagy I., 1970 (I) et 1971 (II), "Les bases pulsionnelles de la phonation", dans la *Revue Française de Psychanalyse*, n°34 (I) et 35 (II).

Freud S., 1946, "Triebe und Triebschickale", dans la revue *Imago*, Londres. Traduction française : 1996, "Pulsion et destin des pulsions", dans *Métapsychologie*, éd. Folio.

Hall E. T., 1971, *La dimension cachée*, éd. du Seuil (trad. française).

Henaff M., 1977, « Tout dire ou l'encyclopédie de l'excès », dans la revue *Obliques* consacrée à Sade, n° 12/13.

Jakobson R., 1963, *Essai de linguistique générale*, Paris, Ed. de Minuit.

Jakobson R., 1980, *Langage enfantin et aphasie*, éd. Flammarion.

Labov W., 1972. *Language in the inner city : studies in the black English vernacular*. Philadelphia, University of Pennsylvania Press.

Lacan J., 1981, *Le séminaire*, livre III. « Les psychoses ». éd. du Seuil.

Laplanche J. et Pontalis J. -B., 1967, *Vocabulaire de la psychanalyse*, éd. PUF.

Lemaire L., 1977, *Lacan*, P. Margada Editeur.

Morenon J., Perea F. « Idées reçues et lieux communs dans les paroles d'alcooliques » dans la Revue *Alcoologie et addictologie* 2003 ; 25(3).

Morier H., 1976, *Dictionnaire de poétique et de rhétorique*, Paris P.U.F.

Origène, (cit.) 1976, *Homélie sur la Genèse- 1-13 - Sources chrétiennes* ; éd. du Cerf.

Panofsky E., 1967, *Architecture gothique et pensée scholastique*, Paris, (éd. originale, 1951).

Perea F., 2003, *Je & autres ; les masques de nos personnes*, éd. L'Harmattan, coll. « langue & parole ».

Perea F. et Morenon J., 2002, « L'alcoolique au comptoir. Etude sur le comportement verbal spontané des buveurs », dans la revue *Synapse*, numéro 190.

Perrier F., 1978, *Double langue, la chaussée d'Antin / 2. - 10/18.*

Saint Augustin, *Les Confessions, Dialogues philosophiques*, livre VIII.

Saussure (de) F., 1916, *Cours de linguistique générale*, éd. Payot.

Schneider M., Endiguer C., 1995, dans l'ouvrage collectif sous la direction de Habib C. : *La pudeur, la réserve et le trouble*, Paris : Éditions Autrement. Série Morales n°9.

Schreber D.- P., 1975, *Mémoires d'un névropathe*, éd. Du Seuil.

Séchehaye A., 1926, *Essai sur la structure logique de la phrase*, éd. Champion.

Solomon G. et Zaitchik D., 2000 « Les enfants et la pensée animale », dans *Terrain*, Numéro 34.

Tabouret-Keller A., 1997, *La maison du langage. Questions de sociolinguistique et de psychologie du langage*, éd. Presses Montpellier III.

Table des matières

L'HARMATTAN ITALIA
Via Degli Artisti 15 ; 10124 Torino

L'HARMATTAN HONGRIE
Könyvesbolt ; Kossuth L. u. 14-16
1053 Budapest

L'HARMATTAN BURKINA FASO
Rue 15.167 Route du Pô Patte d'oie
12 BP 226
Ouagadougou 12
(00226) 50 37 54 36

ESPACE L'HARMATTAN KINSHASA
Faculté des Sciences Sociales,
Politiques et Administratives
BP243, KIN XI ; Université de Kinshasa

L'HARMATTAN GUINÉE
Almamya Rue KA 028
En face du restaurant le cèdre
OKB agency BP 3470 Conakry
(00224) 60 20 85 08
harmattanguinee@yahoo.fr

L'HARMATTAN CÔTE D'IVOIRE
M. Etien N'dah Ahmon
Résidence Karl / cité des arts
Abidjan-Cocody 03 BP 1588 Abidjan 03
(00225) 05 77 87 31

L'HARMATTAN MAURITANIE
Espace El Kettab du livre francophone
N° 472 avenue Palais des Congrès
BP 316 Nouakchott
(00222) 63 25 980

L'HARMATTAN CAMEROUN
BP 11486
(00237) 458 67 00
(00237) 976 61 66
harmattancam@yahoo.fr